Amani Kacem
Rahma Benjazia
Zaineb Ouertani

Dilatação brônquica:

Amani Kacem
Rahma Benjazia
Zaineb Ouertani

Dilatação brônquica:

Uma carga respiratória subestimada

ScienciaScripts

Imprint

Cover image: www.ingimage.com

This book is a translation from the original published under ISBN 978-620-6-72744-6.

Publisher:
Sciencia Scripts
is a trademark of
Dodo Books Indian Ocean Ltd. and OmniScriptum S.R.L publishing group

120 High Road, East Finchley, London, N2 9ED, United Kingdom
Str. Armeneasca 28/1, office 1, Chisinau MD-2012, Republic of Moldova, Europe
Printed at: see last page
ISBN: 978-620-8-31148-3

ÍNDICE DE CONTEÚDOS

INTRODUÇÃO.. 2

MATERIAIS E MÉTODOS 3

RESULTADOS 8

DISCUSSÃO.. 26

CONCLUSÃO 44

REFERÊNCIAS 46

INTRODUÇÃO

A dilatação brônquica (DBD) ou bronquiectasia foi descrita pela primeira vez por Laennec como uma doença pulmonar crónica caracterizada por um aumento permanente e irreversível do calibre dos brônquios (1). Esta doença está ligada à destruição da estrutura músculo-elástica e cartilaginosa do brônquio, afectando a porção entre a 4ª e a 8ª divisões brônquicas(1). Os sintomas clínicos são dominados pela broncorreia crónica, que é o principal sintoma. sintomas e hemoptise, que pode ser fatal(2). A tomografia computorizada torácica é um meio de diagnóstico essencial, permitindo distinguir entre dilatação brônquica localizada e difusa. Esta distinção é importante, uma vez que a dilatação brônquica localizada resulta geralmente de uma causa localizada (tumor, compressão de gânglios linfáticos, corpo estranho), enquanto a dilatação brônquica difusa tem várias etiologias(3). (4) A prevalência de DDB não relacionada com fibrose quística é de aproximadamente 14 por 10.000 habitantes nos Estados Unidos (5) e tem vindo a aumentar desde os anos 2000, a uma taxa de aproximadamente +8% por ano (6,7) . Consequentemente, tem-se verificado um ressurgimento do interesse por esta patologia, que outrora foi classificada como uma doença órfã, com um aumento do número de casos diagnosticados. Este facto deve-se à maior disponibilidade de exames de TC e à sua utilização mais frequente, mas também a um maior conhecimento do quadro clínico. No entanto, a doença continua a ser sub-diagnosticada. Esta doença respiratória crónica tem uma morbilidade considerável e resulta num consumo significativo de recursos de saúde. Por conseguinte, é necessário quantificar o impacto da DDB na qualidade de vida e identificar os doentes com maior risco de evolução desfavorável. As pontuações desenvolvidas especificamente para este fim podem ajudar os clínicos no seu trabalho. As variáveis fisiológicas e microbiológicas e a frequência das exacerbações são úteis na avaliação inicial e no acompanhamento dos doentes com DDB. Reunidas sob a forma de scores e combinadas com a extensão das bronquiectasias na TAC torácica, estas variáveis permitem antecipar os internamentos hospitalares e determinar o prognóstico vital destes doentes(6). Acreditamos que o conhecimento do perfil radio-clínico, das etiologias da DDB e do seu perfil evolutivo permitirá uma melhor prevenção da doença e das suas possíveis complicações. A apresentação clínica e o prognóstico da doença são heterogéneos, diferindo de acordo com o perfil dos doentes e as suas origens, as caraterísticas clínicas e radiológicas e a etiologia da doença, não existindo, ao que sabemos, estudos descritivos do perfil dos DDB na região de kairouan.

O objetivo do nosso trabalho é, portanto, o seguinte

- Traçar um perfil radio-clínico, etiológico e evolutivo dos pacientes tratados por dilatação brônquica difusa na região de Kairouan.

- Investigar e analisar os factores que influenciam a frequência das exacerbações em

DDB.

MATERIAIS E MÉTODOS

1. TIPO DE ESTUDO :

Trata-se de um estudo descritivo retrospetivo de 100 doentes com dilatação brônquica tratados no serviço de pneumo-alergologia do Hospital Ibn Al Jazzar de Kairouan, recolhidos durante um período de 10 anos, de janeiro de 2010 a dezembro de 2020.

2. POPULAÇÃO DO ESTUDO :

2.1. POPULAÇÃO-ALVO :

Todos os doentes diagnosticados com dilatação brônquica entre janeiro de 2010 e dezembro de 2020.

2.2. CRITERIOS DE INCLUSÃO :

Foram incluídos todos os doentes tratados por DDB. O diagnóstico foi efectuado com base em sinais clínicos sugestivos e confirmado por TAC torácica. A confirmação é efectuada através de exames baseados na presença de brônquios com uma relação diâmetro brônquico/diâmetro arterial > 1 ou na ausência de redução do calibre brônquico com tubos brônquicos a menos de 1 cm da pleura.

2.3. CRITERIOS DE NÃO-INCLUSÃO :

Nem todos os doentes foram incluídos no estudo: Cuja abordagem diagnóstica não foi finalizada. Que não têm uma tomografia computorizada do tórax.

2.4. CRITERIOS DE EXCLUSÃO :

DDB de tração como parte de doença pulmonar intersticial difusa fibrosante (DIP).

3. RECOLHA DE DADOS :

Foram recolhidos dados epidemiológicos, clínicos e paraclínicos, bem como dados relativos ao diagnóstico etiológico, ao impacto da doença, à sua gestão e à sua evolução. Os dados epidemiológicos recolhidos incluem a idade, o sexo e o ambiente de vida. Para cada doente, foi registada a sua condição de fumador, ex-fumador ou não fumador. Os antecedentes pessoais e familiares respiratórios e extra-respiratórios foram procurados e incluíram: antecedentes de tuberculose pulmonar, infecções pulmonares recorrentes, infecções respiratórias graves na infância, asma, doença pulmonar obstrutiva crónica, cancro do pulmão, doenças sistémicas, DPI crónica, infertilidade, radioterapia, doenças cardíacas, diabetes e doença do refluxo gastro-esofágico (DRGE).

No que diz respeito às circunstâncias da descoberta, foi assinalado se a descoberta foi fortuita e se os sintomas procurados foram tosse, broncorreia, hemoptise, dispneia segundo a escala mMRC, alteração do estado geral, dor torácica e febre.

Ao exame físico, a auscultação pulmonar revelava crepitações, sibilância e roncos, ou era normal. Procuramos também sinais de cardiopatia pulmonar crónica, hipocratismo digital e deformidade torácica (distensão).

Foram descritas anomalias na radiografia do tórax, tais como imagens areolares, cleartes tubulares, imagens quísticas, broncograma aéreo com brônquios dilatados, enfisema, imagens sequelares, pleurisia, cardiomegalia e atelectasia.

Na TC do tórax, observou-se a presença de lesões cilíndricas, císticas e varicosas, lesões mistas cilíndricas e císticas, micronódulos brônquicos, distúrbios ventilatórios, adenopatia mediastínica e situs inversus.

A distribuição das lesões também foi especificada.

Os resultados dos seguintes exames complementares foram especificados: hemograma, proteína C reactiva (PCR) e níveis de creatinina. O estado microbiológico foi registado com base nos dados dos resultados do exame citobacteriológico da expetoração (SCE) e do exame bacteriológico do aspirado brônquico (BAL).

Registámos os resultados da investigação funcional respiratória (IFR) por espirometria e especificámos a presença de distúrbio ventilatório obstrutivo (DVO), distúrbio ventilatório restritivo (DVR), distúrbio ventilatório misto, volume expiratório forçado no primeiro segundo (VEF1), capacidade vital forçada (CVF), relação de Tiffeneau (RT), índice de massa corporal (IMC) e gasometria arterial (GPA). Foram recolhidos os resultados do teste de caminhada de 6 minutos, da ecocardiografia transtorácica (ETT) e do eletrocardiograma (ECG).

As etiologias do DDB foram especificadas, tais como DDB idiopático, DDB pós-tuberculose, DDB secundário a infecções repetidas, fibrose cística, síndrome de kartagener e outras.

Especificámos o tratamento terapêutico médico e cirúrgico durante a hospitalização e no estado estável. Registámos a utilização de beta 2 miméticos, de corticóides inalados, de mucolíticos, de macrólidos de longa duração, de antibióticos e a sua duração, e de fisioterapia.

Também registámos doentes que utilizavam oxigenoterapia de longa duração (LTO) e de ventilação não-invasiva (VNI) em casa.

O diagnóstico de gravidade foi efectuado utilizando as pontuações FACED e o índice de gravidade da bronquiectasia (BSI). Foram determinados os factores preditivos de exacerbações frequentes (>2).

Registámos dados sobre a evolução clínica, como o número de internamentos hospitalares e complicações como hemoptise, insuficiência respiratória crónica (IRC) e morte.

4. DEFINIÇÕES DE VARIÁVEIS

A. ESTATUTO DE FUMADOR :

-Fumador: qualquer doente que tenha fumado um cigarro por dia ou mais durante pelo menos um ano. Não fumador: qualquer doente que tenha fumado menos de um cigarro por dia e/ou menos de um ano.
-Ex-fumador: qualquer doente que tenha deixado de fumar há mais de um ano.

B. DADOS DE IMAGIOLOGIA TORÁCICA :

- **Radiografia do tórax :**

As imagens que podem ser observadas são cleartes de paredes espessas, irregulares e tubulares, imagens areolares de tamanho variável, imagens quísticas com ou sem nível de líquido, opacidades em "dedo de imersão", em "v", em "y" ou em "cluster" e um broncograma aerífero constituído por brônquios dilatados.

- **TAC do tórax :**

A DDB difusa é o termo utilizado para descrever a dilatação brônquica que afecta vários lobos de um único pulmão ou ambos os pulmões, e a DDB localizada quando afecta apenas um lobo do pulmão.
De acordo com a classificação REID (7), é feita uma distinção entre :

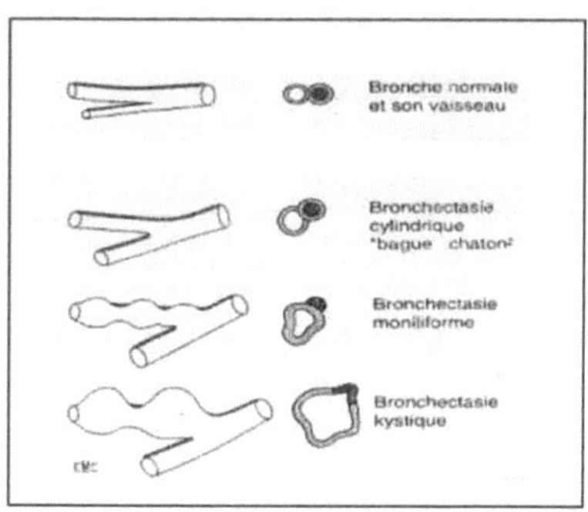

Classification de Reid

Figura 1: Classificação de Reid

► Expansão regular :

Bronquiectasia cilíndrica: os brônquios aparecem como tubos uniformemente dilatados ao longo dos seus lúmens e visíveis junto à pleura (10 mm da pleura parietal, em contacto com a pleura mediastínica).

► Varicosas ou moniliformes :

Os tubos brônquicos assemelham-se à dilatação das veias varicosas. A dilatação é irregular e distal, com várias estenoses que aparecem em cadeia.

► Sacciforme ou cística :

Localizados na extremidade dos brônquios, provocando a obstrução dos bronquíolos a jusante, os brônquios apresentam-se inchados, sem estrutura reconhecível, e assumem um aspeto ampular ou quístico.

C. DIAGNÓSTICO DE GRAVIDADE :

► A PONTUAÇÃO ENFRENTADA

A pontuação FACED é uma pontuação estabelecida para avaliar a gravidade dos doentes com bronquiectasias não mucoviscidose. São tidas em conta sete variáveis: FEV1; a presença ou ausência de colonização por Pseudomonas oruginosa; a pontuação de dispneia MMRC; a idade; e o número de lóbulos afectados na radiografia do tórax (8).

D. EXACERBAÇÕES :

Uma exacerbação é definida pela presença de pelo menos três dos seguintes sintomas durante pelo menos 48 horas (tosse, aumento do volume de expetoração, purulência da expetoração, dispneia, hemoptise, fadiga ou mal-estar)(9)

A combinação de duas exacerbações ou uma hospitalização por ano é a definição de exacerbador frequente, que tem o melhor valor preditivo de mortalidade, independentemente da gravidade inicial da bronquiectasia(10).

5. EVOLUÇÃO DO ESTUDO :

O questionário médico pré-estabelecido foi preenchido pelo investigador para os doentes com dilatação brônquica confirmada por uma TAC torácica e que estavam a ser seguidos no serviço de pneumologia.

5. ANÁLISE ESTATÍSTICA :

Os dados foram introduzidos e analisados com recurso ao software SPSS versão 22.0. As variáveis qualitativas foram apresentadas como percentagens e as variáveis quantitativas como médias ou medianas (extremos) se a sua distribuição não seguisse uma distribuição normal. As variáveis qualitativas foram comparadas através do teste x2 de Pearson ou do teste exato de Fisher, de acordo com o número teórico de participantes. As variáveis quantitativas foram comparadas através do teste t de Student. A diferença entre duas variáveis foi considerada significativa se $p<0,05$.

Foi efectuado um estudo uni-variado, em que cada variável foi estudada independentemente das outras.

Os dados associados a um $p\leq 0,2$ foram depois introduzidos num modelo de regressão linear descendente passo a passo para identificar os que estavam independentemente associados a exacerbações mais frequentes. O limiar de conceção foi fixado em 5%.

6. PALAVRAS-CHAVE E MOTOR DE BUSCA

Os resultados do nosso trabalho foram comparados com dados da literatura recente e com os resultados de certas séries nacionais e internacionais.

A pesquisa bibliográfica foi efectuada utilizando os principais motores de busca científica:

- www.Pubmed.com
- www.Sciencedirect.com

7. CONSIDERAÇÕES ÉTICAS :

Alguns aspectos éticos foram tomados em consideração aquando da realização deste estudo:

- Confidencialidade dos dados recolhidos ;
- Respeito pelo segredo profissional ;

Declaramos que não existe qualquer conflito de interesses neste trabalho.

RESULTADOS

I. DADOS EPIDEMIOLÓGICOS :

Durante o período do estudo, foram inscritos 100 doentes.

1. REPARTIÇÃO POR IDADE E GENERO:

A média de idade dos doentes do nosso estudo foi de 57,97 anos, com extremos que variaram entre os 17 e os 90 anos, havendo um predomínio do sexo feminino, com 55 mulheres (55%) e 45 homens (45%). A razão de sexo (masculino/feminino) foi de 0,81. A distribuição por género e grupo etário revelou :

•Um pico de frequência no grupo etário com mais de 65 anos.

• Predominância de homens no grupo etário inferior a 25 anos. Acima desta idade, predominam as mulheres.

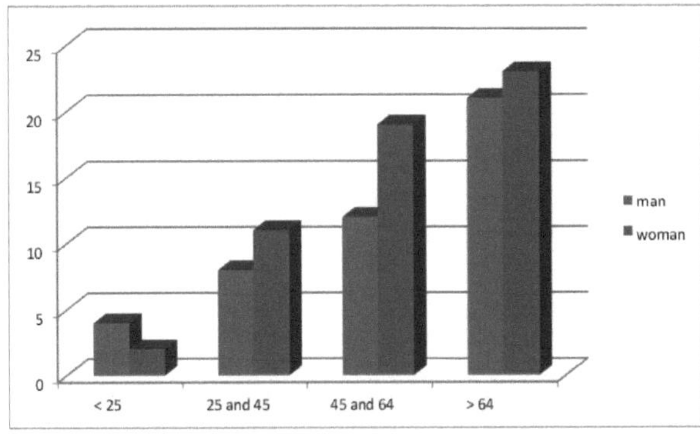

Figura 2: Distribuição dos doentes por grupo etário e sexo

2. DISCRIMINAÇÃO POR ORIGEM GEOGRÁFICA :

Sessenta e nove dos nossos doentes (69%) eram de origem rural e 31 doentes eram de origem rural. Urbano (31%).

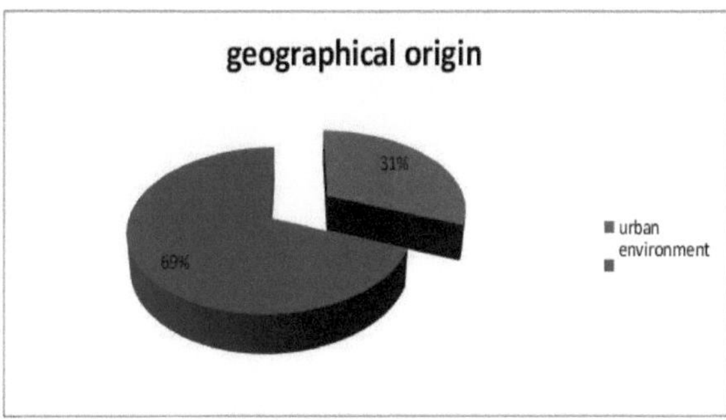

Figura 3: Repartição dos doentes por origem geográfica

3. TABAGISMO E ANTECEDENTES PATOLOGICOS:

► **Fumar :**

Dos 100 doentes, 37 eram fumadores ou ex-fumadores. O número de anos-maço (AP) variou entre 5 e 120 AP, com uma média de 48,4 AP.

Tabela I: Distribuição dos doentes de acordo com os hábitos tabágicos

História tóxica	Número de pacientes	Consumo médio em P/A
Tabagismo ativo	28	50
Ex-fumador	9	43
Não fumar	63	-

► **História:**

o **Historial respiratório :**

A história clínica do doente era marcada por um predomínio de patologias respiratórias. Os resultados são apresentados no quadro II :

Tabela II: Distribuição dos doentes de acordo com os antecedentes patológicos

História patológica	Número de doentes n	Percentagem
Tuberculose pulmonar	40	40%
Infecções respiratórias repetidas	21	21%
DPOC	20	20%
Asma	12	12%
Infecções respiratórias em infância	9	9%
Tumor brônquico	4	4%
DPOC: doença pulmonar obstrutiva		

- **História não respiratória:**

Os antecedentes extra-pulmonares foram dominados por patologias cardiovasculares, com 12% dos doentes a referir doença cardíaca e 10% diabetes. Registou-se também um caso de insuficiência suprarrenal, um caso de hipotiroidismo, um caso de psoríase e um caso de sinusite crónica.

II. DADOS CLÍNICOS:

1. CIRCUNSTANCIAS DA DESCOBERTA :

Todos os doentes incluídos no nosso estudo estavam sintomáticos na altura da primeira consulta. Os sinais funcionais encontrados são dominados por broncorreia e tosse. O quadro III resume os vários sinais indicadores.

Tabela III: Distribuição dos pacientes de acordo com os sinais clínicos

Sinais indicadores	Número de doentes n	Percentagem
Tosse produtiva (broncorreia)	80	80%
Dispneia	61	61%
Hemoptise	34	34%
Estado geral deficiente	26	26%
Dor no peito	24	24%
Febre	20	20%

2. EXAME FISICO :

- **Exame pleuropulmonar :**

Aquando da recolha de dados, os exames pleural e pulmonar eram normais em 06 doentes (6%). A polipneia com uma frequência respiratória entre 20 ciclos por minuto e 38 ciclos por minuto foi observada em 47 doentes (47%). Em 31 doentes (31%) foram observados sinais de luta, tais como repuxos intercostais e supra-esternais, respiração abdominal paradoxal, contração dos músculos respiratórios acessórios e respiração em lábios fechados. A auscultação pulmonar revelou um predomínio de sons de ressonar em 51,9% dos doentes. A Tabela IV resume os resultados da auscultação pulmonar.

Quadro IV: Sinais observados durante a auscultação pulmonar

Auscultação	Número de doentes n	Percentagem
Estertores crepitantes	70	70%
Rumores	40	40%
Rales sibilantes	25	25%

❖ Exame extra-pulmonar :

Para além do exame pleuropulmonar, o exame físico pode ser utilizado para procurar sinais a favor de uma etiologia (malformação congénita) ou sinais que atestem as repercussões da DDB (sinais de cardiopatia pulmonar crónica (CPC), hipocratismo digital, deformidade torácica).

Tabela V: Sinais físicos observados nos pacientes

Sinal físico	Número de doentes n	Percentagem
Hipocratismo digital	36	36%
Sinais de insuficiência coração direito	16	16%
Deformidade do tórax (distensão)	5	5%

III. DADOS PARA-CLÍNICOS :

1. RADIOLOGIA DE EXAME:

► **Radiografia do tórax :**

Todos os doentes efectuaram uma radiografia frontal do tórax. Foram registadas as anomalias da radiografia do tórax e a sua distribuição. O aspeto radiológico mais frequentemente observado na população estudada foi uma síndrome brônquica com imagens areolares em 55% dos casos. As lesões eram bilaterais em 70% dos casos e unilaterais em 30%. As anomalias radiológicas visíveis nas radiografias são apresentadas na Tabela VI.

Tabela VI: Anomalias na radiografia do tórax

Anomalia radiológica	Número de doentes n	Percentagem
imagem areolar	55	55%
Imagens císticas	42	42%
Broncograma aéreo com brônquios dilatados	39	39%
Enfisema/distensão torácica	23	23%
Imagens After-effect	21	21%
Opacidade alveolar	18	18%
Atelectasia	11	11%
Clareza tubária	8	8%
Cardiomegalia	7	7%
Pleuresia	3	3%

As figuras 4, 5, 6 e 7 ilustram alguns dos aspectos radiológicos observados nos nossos doentes.

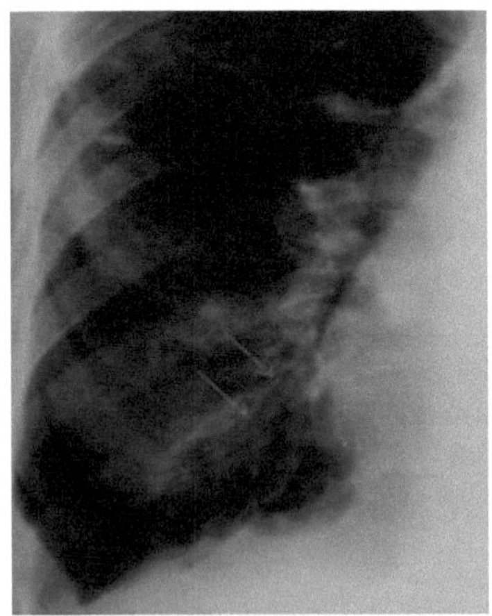

Figura 4: radiografia de tórax mostrando imagens tubulares <rail>.

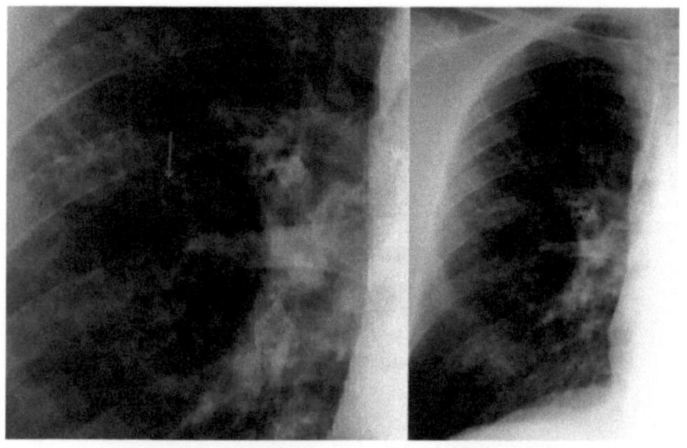

Figura 5: Radiografia do tórax com imagens em "anel

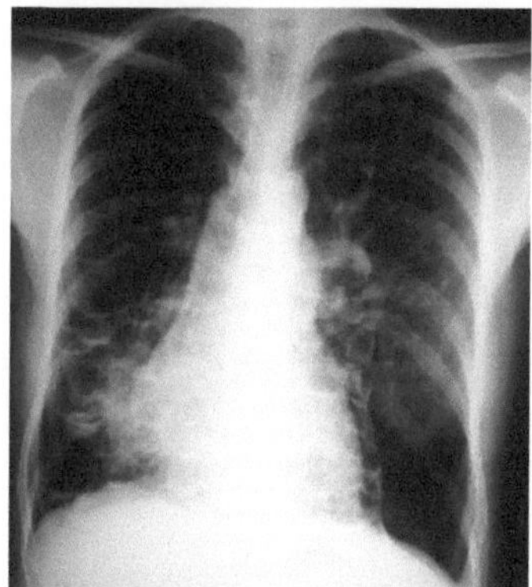

Figura 6: Radiografia do tórax com imagens quísticas

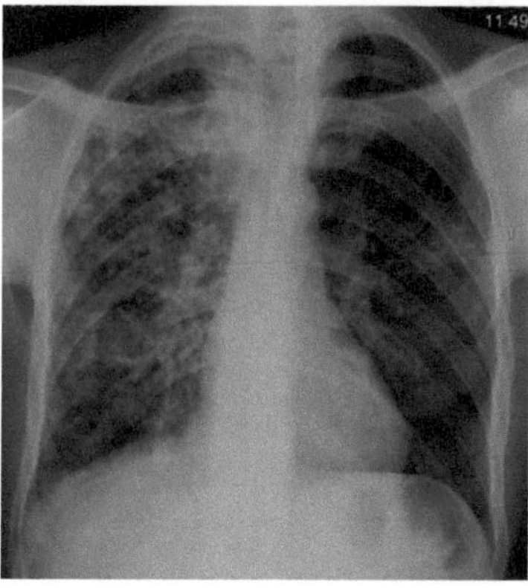

Figura 7: Radiografia do tórax com imagens em forma de V

► Tomografia computorizada do tórax :

O diagnóstico de DDB foi baseado na TC torácica de alta resolução. A confirmação do diagnóstico de DDB foi obtida em 100% dos casos por tomografia computorizada torácica.

A Figura 8 mostra uma reconstrução 3D da tomografia computorizada do tórax de um doente.

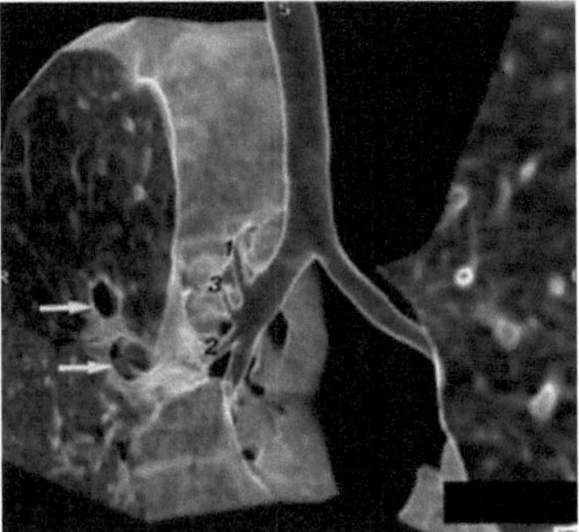

Figura 8: Reconstrução 3D de uma tomografia computorizada do tórax

► Tipo de lesões :

Os tipos de lesões escanográficas encontradas são apresentados na Tabela VIII.

Quadro VII: Tipos de anomalias presentes na tomografia computorizada torácica

Aspeto da TAC	Número de doentes n	Percentagem
Lesões cilíndricas	75	75%
Lesões císticas	52	52%
Lesões varicosas	19	19%
Lesões cilíndricas mistas e cística	32	32%
Micronódulos brônquicos	46	46%
Distúrbios ventilatórios (atelectasia)	22	22%
Adenopatia do mediastino	16	16%
Situs inversus	3	3%

As figuras 9, 10 e 11 mostram as diferentes varreduras observadas.

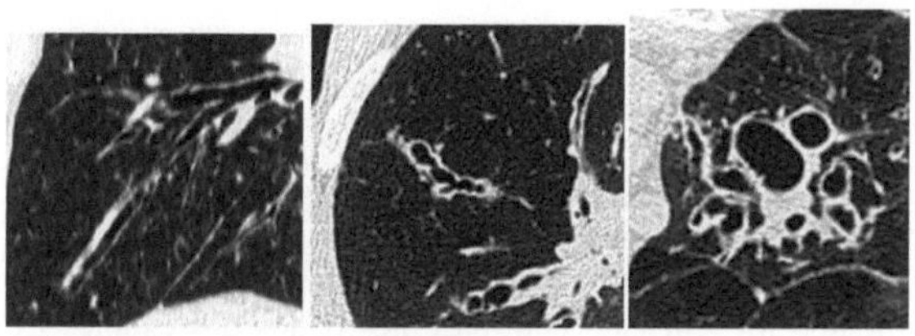

Figura 9Figura 10Figura 11

Figura 9: mostra um DDB cilíndrico (paredes paralelas dos brônquios)

Figura 10: mostra um DDB varicoso com uma sucessão de estreitamentos e dilatações

Figura 11: mostra um DDB cístico com dilatação franca e presença de níveis hidroaéreos.

► Âmbito de aplicação e sede social :

Os DDBs eram difusos em 67% dos casos e localizados em 33%. Os DDB difusos referem-se à dilatação brônquica que afecta vários lobos de um ou de ambos os pulmões. Estas lesões eram bilaterais em 88% dos casos e unilaterais em 22%.

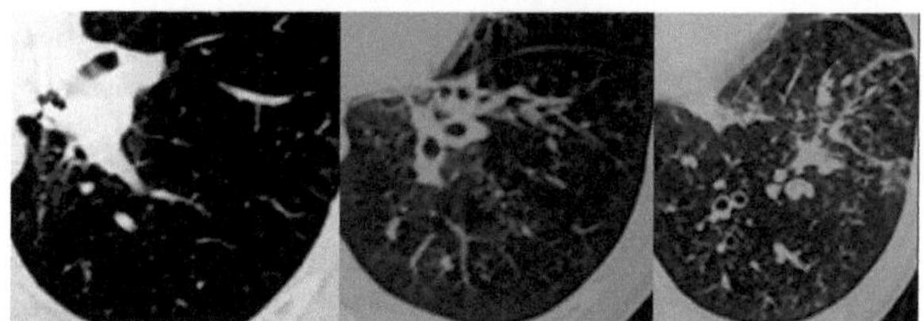

Figura 12: DDB localizado devido à inalação de um corpo estranho

2. Dados biologicos :

- A contagem média de leucócitos era de 8969,9/mm^3 com extremos que variavam entre 3100/mm^3 e 20000/mm^3).

- Foi registada hiperleucocitose (glóbulos brancos (WBC) 2: 12000/mm3) em 18 doentes.

(18%) com uma predominância de neutrófilos (PNN) em 10% dos casos.

- Foi registada leucopenia (leucócitos <4000/mm^3) em 2 doentes (2%).
- A hemoglobinémia inferior a 10g/dl foi registada em 11 doentes (11%).
- A contagem média de plaquetas foi de 277670/mm^3 [110.000/mm^3 a 616.000/mm^3].
- Registou-se uma trombocitopenia inferior a 150 000/mm^3 em 6 doentes (6%) e uma trombocitose superior a 450 000/mm^3 em 7 doentes (7%).

- Todos os nossos doentes tinham efectuado uma análise da PCR, com uma PCR elevada (>5) em 30% dos casos.

- 3 doentes desenvolveram insuficiência renal.

3. ESTADO MICROBIOLOGICO :

O estado microbiológico foi registado com base nos dados dos exames ECBC e BAL, que foram realizados em 19 doentes. Isolámos o germe em 63% dos casos. Os germes encontrados foram: Streptococcus pneumoniae em 4 casos, Pseudomonas aeruginosa em 5 casos, Candidas albicans em 2 casos e Staphylococcus aureus em 1 caso. Os resultados são apresentados na Figura 13.

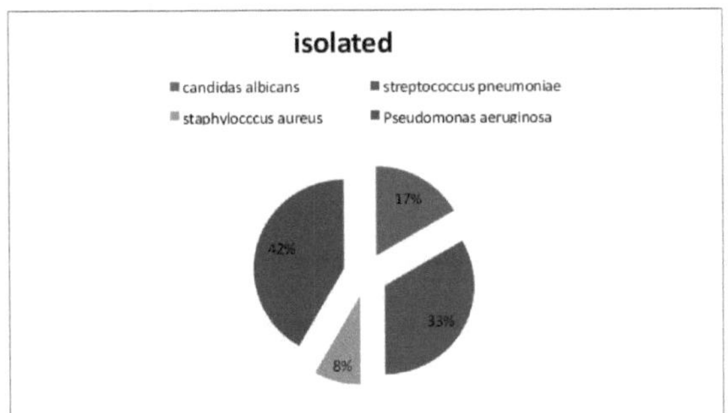

Figura 13: Germes isolados no exame citobacteriológico da expetoração

4. FIBROSCOPIA BRONQUICA :

Seis dos nossos doentes foram submetidos a fibroscopia brônquica, que mostrou um aspeto normal em 3 doentes (50%), um aspeto inflamatório em 2 doentes e hemorragia num doente. Além disso, não foram encontradas lesões endobrônquicas, nomeadamente estenose do botão ou compressão extrínseca.

IV. DIAGNÓSTICO ETIOLÓGICO :

1. AVALIAÇÃO ETIOLÓGICA :

A investigação etiológica baseia-se essencialmente na recolha das principais histórias pessoais e familiares e na realização de uma série de exames complementares para identificar as principais etiologias.

1.1. História :

Registámos uma história pessoal de tuberculose pulmonar (40%), uma história familiar de DDB (4%) e infecções respiratórias graves na infância (9%).

1.2. TAC do tórax :

A TC do tórax confirmou o diagnóstico de dilatação brônquica, mas também revelou anomalias associadas como sinais sugestivos de sequelas de tuberculose pulmonar em 10 doentes (10%), situs inversus em 3 casos, adenopatia mediastínica em 16% dos casos, contribuindo assim para o diagnóstico etiológico em 29% dos casos.

1.3. Fibroscopia brônquica :

A fibroscopia brônquica é um exame essencial na avaliação etiológica, particularmente no caso de DDB localizado, com o objetivo de procurar um corpo estranho, uma lesão endobrônquica ou compressão extrínseca. Nenhuma destas anomalias foi observada no nosso estudo.

1.4. Exame da tuberculose :

A pesquisa de BK na expetoração revelou 4 casos de tuberculose ativa. Foi efectuada uma prova tuberculínica intradérmica (IDR) em 20 casos, com resultados negativos. O BK foi testado em aspirados brônquicos, que também foram negativos.

1.5. Outros :

A pesquisa de anticorpos anti-SCL 70 foi positiva num caso e o diagnóstico de esclerodermia foi aceite. A pesquisa de anticorpos anti-nucleares (ANA) não foi sistemática em todos os doentes, não tendo sido registados resultados positivos. Houve casos de artrite reumatoide em que foi medido o fator reumatoide. Foram efectuados ensaios de imunoglobulina (Ig) ponderada em apenas 5 doentes, tendo-se concluído pela deficiência de IgG num deles.

2. ETIOLOGIAS :

Foi selecionada uma etiologia em 68 casos, ou seja, 68%. Observámos uma predominância de DDB pós-tuberculoso em 40 casos, seguido de DDB secundário a infecções repetidas em 14 casos. DDB pós-radiação em 4 casos e síndroma de Kartagener em 3 casos. A Figura 14 resume as principais etiologias encontradas na nossa série.

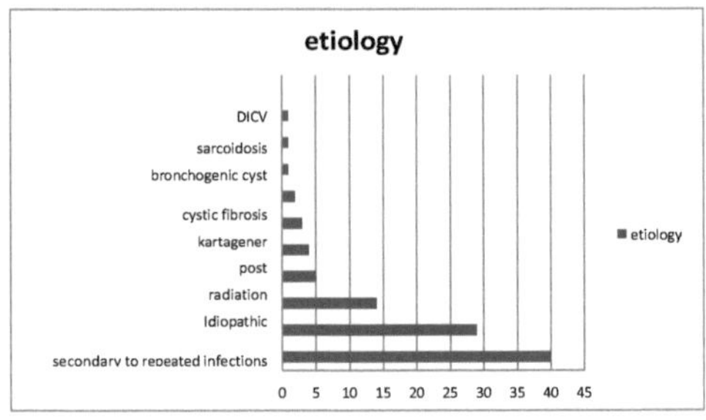

Figura 14: As principais causas da DDB

As figuras 15, 16, 17 e 18 ilustram aspectos radiológicos que apontam para a etiologia da DDB.

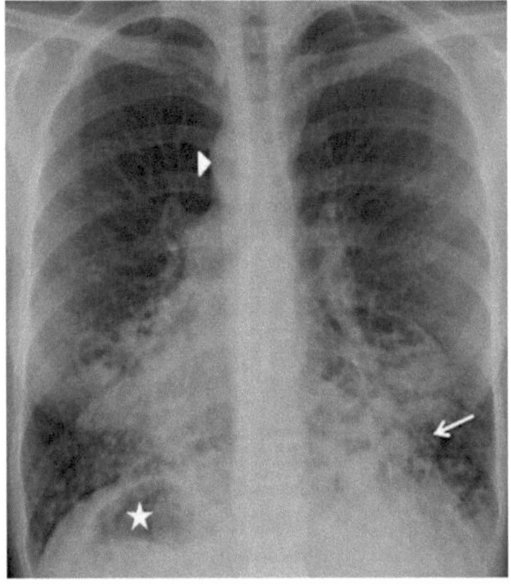

Figura 15: Radiografia do tórax mostrando a síndrome de Kartagener

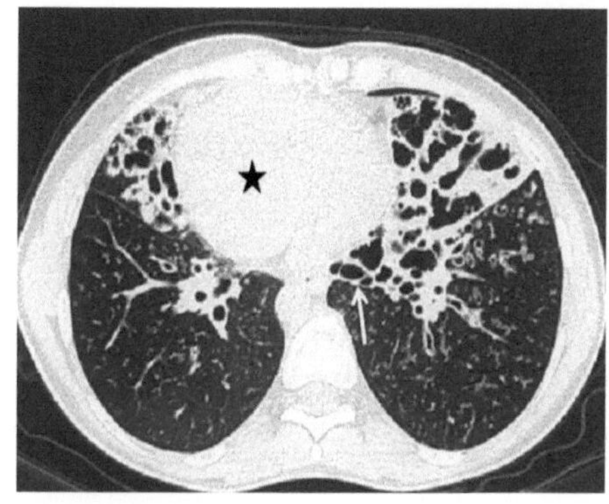

Figura 16: uma radiografia do tórax que mostra a síndrome de Kartagener

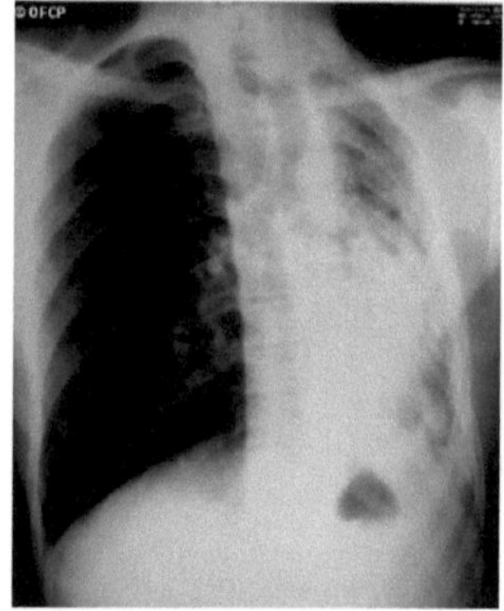

Figura 17: Radiografia de tórax mostrando DDB pós-tuberculoso

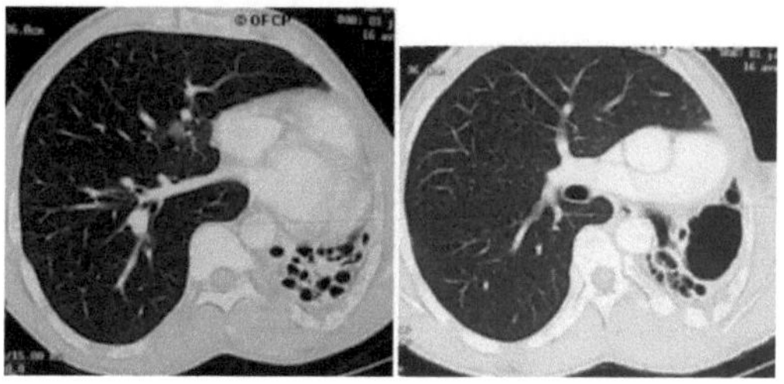

Figura 18: Tomografia computadorizada do tórax mostrando DDB pós-tuberculoso

V. AVALIAÇÃO DE IMPACTO :

1. INVESTIGAÇÕES FUNCIONAIS RESPIRATORIAS (IFR) :

1.1. Espirometria :

A espirometria foi efectuada em 55 doentes (55%), revelando uma síndrome obstrutiva em 22 doentes, uma tendência restritiva em 6 casos e uma síndrome mista em 15 doentes.

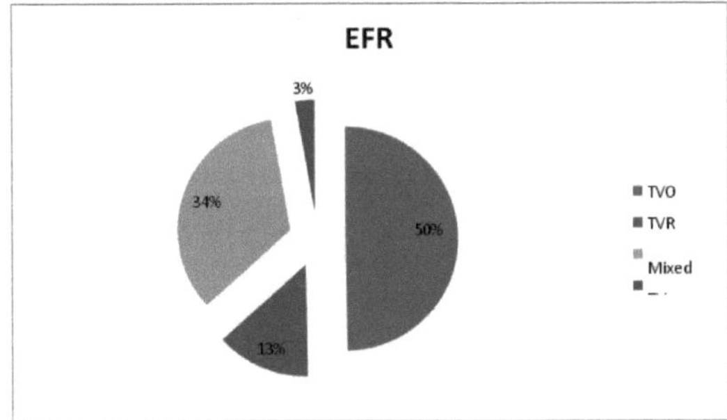

Figura 19: Anomalias funcionais detectadas por espirometria nos nossos doentes

1.2. Gasometria arterial :

A gasimetria arterial foi efectuada na admissão em 89 doentes. Revelou hipoxémia ($PaO2<60$) em 27 doentes. Dez doentes eram hipercápnicos (PaCO2 2: 45 mm Hg) e 52 doentes tinham gases sanguíneos corretos.

Os vários dados gasométricos são apresentados no quadro 8.

Quadro VIII: Dados relativos à gasimetria arterial

Parameter	Minimum	Maximum	Median
HCO3-	15	45	26
PaO2	35	131	68
PCO2	20	79	40
SaO2	70	99	90

HCO3-: iões de bicarbonato, Pao2: pressão arterial de oxigénio, PCO2: pressão arterial de oxigénio.

dióxido de carbono arterial, SaO2: Saturação de Oxigénio no Pulso

1.3. Teste de caminhada de 6 minutos :

O teste de marcha de 6 minutos foi efectuado em 10 doentes (10%). Dois doentes (20%) apresentavam uma limitação grave com uma distância de marcha inferior a 150 metros. Foi encontrada uma limitação moderada em 5 doentes (50%) e não foi encontrada qualquer limitação funcional do perímetro de marcha em 3 doentes (30%).

2. ULTRA-SOM CARDÍACO :

O ecocardiograma cardíaco foi realizado em 60 pacientes, evidenciando HP em 16 pacientes com uma pressão sistólica média estimada da artéria pulmonar (PAPs) de 42,5.

VI. GESTÃO TERAPÊUTICA :

1. TRATAMENTO MÉDICO :

1.1 TERAPIA ANTIBIÓTICA :

Durante o internamento, 96 doentes foram tratados com antibióticos probabilísticos.A escolha da família antibiótica baseou-se na orientação clínica,radiológica e bacteriológica. A amoxicilina-ácido clavulânico, utilizada em 80% dos casos, foi o fármaco mais utilizado em monoterapia.Na terapêutica dupla, as combinações utilizadas foram cefalosporina de 3ª geração (C3G) + fluoroquinolonas ou C3G + aminoglicosídeos.A duração média da antibioterapia foi de 7 dias [1 dia - 26 dias].

1.2 CINESITERAPIA :

A fisioterapia respiratória foi efectuada em 70 doentes (70%).

1.3 OUTRAS TERAPÊUTICAS :

Os doentes receberam outras terapêuticas em função da gravidade dos sinais clínicos. 35% dos doentes receberam corticosteróides por via intravenosa. Foram postas em prática outras medidas terapêuticas para melhorar a qualidade de vida dos doentes, para além das superinfecções e da hospitalização. Estas estão resumidas no quadro seguinte.

Tabela IX: Medidas terapêuticas no estado estável

Medida terapêutica	percentagem
corticosteróides inalados	88%
beta2-miméticos	85%
Mucolíticos	30%

A cessação do tabagismo, os cuidados dentários, a vacinação contra a gripe e a vacinação pneumocócica foram todos recomendados. foi indicada em 80% dos doentes.

2. TRATAMENTO CIRÚRGICO :

A cirurgia foi indicada em 4 doentes. Nestes doentes, a indicação para cirurgia foi infecções respiratórias inferiores recorrentes ou hemoptise ameaçadora. Dois doentes foram submetidos a lobectomia do lobo inferior direito, 1 lobectomia do lobo médio e 1 lobectomia do lobo superior esquerdo.

VII. EVOLUÇÃO E COMPLICAÇÕES :

► **Insuficiência respiratória crónica (IRC) :**

A insuficiência respiratória crónica foi detectada em 30 casos que necessitaram de oxigénio domiciliário e 15 casos necessitaram de ventilação não invasiva (VNI) a longo prazo.

► **Hemoptise :**

Na nossa série, foram registados 7 casos de hemoptise, 4 dos quais necessitaram de embolização e 3 evoluíram bem com o tratamento sintomático.

► **Exacerbações que requerem hospitalização :**

46% dos doentes da nossa série tiveram uma média de >2 hospitalizações por ano, com 11 doentes admitidos na unidade de cuidados intensivos. A VNI de emergência foi utilizada em 23% dos casos e 6 doentes foram intubados.

VIII. DIAGNÓSTICO DE GRAVIDADE :

1. PONTUAÇÃO DE GRAVIDADE :

De acordo com a pontuação FACED, o risco de mortalidade aos 5 anos era elevado em 12% dos casos, moderado (em 20%) e baixo (em 68%). De acordo com a pontuação do índice de gravidade das bronquiectasias (BSI), o risco de mortalidade e de hospitalização foi elevado em 71% dos casos e moderado em 26%.

IX PARTE ANALÍTICA

1. ANÁLISE UNIVARIADA

No nosso estudo, oito factores foram identificados como tendo uma influência significativa nas exacerbações frequentes (>2 por ano). Em termos de antecedentes, a tuberculose (p=0,002) foi apontada como um fator preditivo de exacerbações mais frequentes, não havendo diferença significativa entre os doentes com antecedentes de DPOC (p=0,91) ou de doença cardíaca (p=0,131). Entre os sinais clínicos, a presença de dispneia como sinal revelador (p=0,003) e a hipoxemia (p=0,003) associaram-se a um maior número de exacerbações.Verificámos também que a presença de HAP na ecografia cardíaca (p=0,048) e a presença de insuficiência respiratória (p=0.A presença de pseudomonas aeroginosa (p=0,019) também influenciou a frequência de exacerbações. Os testes de função respiratória mostraram que a presença de um OVT (p=0,048) também foi preditiva de exacerbação. Na TAC torácica, a distribuição difusa das lesões (p=0,053) está associada a um risco de exacerbações.

Quadro X: análise univariada dos factores preditivos de exacerbações

Exacerbações P OR , IC,95%

	<2	>=2		
Idade <65 anos	25 (46,3%)	29	0,240	
>=65 anos	16 (43,8%)	(53,7%)		
		30		
		(65,2%)		
Tabaco não	24 (40%)	36 (60%)	0,802	
sim	17 (42,5%)	23		
		(57,5%)		
Anterior TBC			0,002	0,264 [0,113,
não	17 (28,3%)	43		0,614]
sim	24 (60%)	(71,7%)		
		16 (40%)		
História de DPOC			0,91	
não	33 (41,3%)	47		
sim	16 (40%)	(58,8%)		
		4 (60%)		
História de doença cardíaca				
não	39 (44,3%)	49	0,131	
sim	2 (16,7%)	(55,7%)		
		10		
		(83,3%)		
Dispneia não	23 (59%)	16 (41%)	0,003	3,434
sim	18 (29,5%)	43		[1,479,7,975]
		(70,5%)		
Hipocratismo digital			0,241	
não	29 (45,3%)	35		
sim	12 (33,3%)	(54,7%)		
		24		
		(66,7%)		
Hipoxemia			0,003	3,674
não	31 (53,4%)	27		[1,527, 8,838]

sim	10 (23,8%)	(46,6%)		
		32		
		(76,2%)		
Sinais de insuficiência			0,946	
coração direito				
não	37 (41,1%)	53		
sim	4 (40%)	(58,9%)		
		6 (60%)		
Sinais de PH			0,048	3,580
não	38 (45,2%)	46		[0,950, 13,493]
sim	3 (18,8%)	(54,8%)		
		13		
		(81,3%)		
Insuficiência respiratória			0,001	14,884
não	40 (48,2%)	43		[1,886 , 117,439]
sim	1(5,9%)	(51,8%)		
		16		
		(94,1%)		
Presença de Pseudomonas			0,019	0,568
aerogenosa na expetoração				[0,477, 0,677]
não	41 (43,2%)	54		
sim	0	(56,8%)		
		5 (100%)		
Trombocitose			0,917	
não	38 (40,9%)	55		
sim	3 (42,9%)	(59,1%)		
		4 (57,1%)		
TVO			0,048	2,914
não	36 (46,2%)	42		[0,978 , 8,685]
sim	5 (22,7%)	(53,8%)		
		17		
		(77,3%)		
Distribuição das lesões			0,053	2,296
Difusa	18 (54,5%)	15		[0,980 , 5,375]
Localizada	23 (34,3%)	(45,5%)		
		44		
		(65,7%)		
Situs inversus			0,384	
não	41 (42,3%)	56		
sim	0	(57,7%)		
		3 (100%)		

TBC: tuberculose, DPOC: doença pulmonar obstrutiva, HP: hipertensão pulmonar, DVO: distúrbio ventilatório obstrutivo

2. ANÁLISE MULTIVARIADA

A análise multivariada mostrou que a presença de pseudomonas aeruginosa foi um fator independente significativo nas exacerbações frequentes.

Tabela XI: Análise multivariada dos factores preditivos de exacerbações

	variableORa; 95% CI	P
The presence of pseudomonas	0,348 [0,127	0,039

DISCUSSÃO

A dilatação brônquica (DDB) é definida como um aumento permanente e irreversível do calibre dos tubos brônquicos com comprometimento da sua função(11).Os mecanismos fisiopatológicos envolvidos na génese da doença e na sua perpetuação envolvem factores infecciosos, mecânicos, ambientais, tóxicos e relacionados com o hospedeiro(12).A sua prevalência está atualmente a aumentar, provavelmente devido a uma maior utilização da tomografia computorizada torácica. De facto, o diagnóstico é radiológico e o método de referência é a tomografia computorizada torácica(13).Até à data, não existem dados epidemiológicos sobre a prevalência da DDB e a sua apresentação, sendo raros os ensaios clínicos devido à falta de estudos sobre este tema(14).Uma vez que a DDB pode ser causa de morbilidade significativa, é importante saber reconhecê-la e saber diagnosticá-la etiologicamente(15).O nosso estudo é um estudo descritivo retrospetivo, distribuído por 10 anos e que incluiu todos os 100 doentes. Tem como objetivo traçar um perfil clínico, etiológico e prognóstico dos doentes com DDB através da análise de 100 observações recolhidas ao longo de 10 anos, de 2010 a 2020.

I. PONTOS FORTES E LIMITAÇÕES DO ESTUDO :

As principais limitações deste estudo são a pequena dimensão da amostra. Um maior número de doentes poderia ter melhorado os nossos resultados. Além disso, os doentes selecionados pertenciam ao mesmo serviço e a abordagem diagnóstica adaptada e o tratamento foram semelhantes, o que permitiu uma melhor avaliação da metodologia de trabalho. No entanto, para compensar estas limitações, gostaríamos de salientar que foram excluídos do estudo os ficheiros inexactos.

II. DISCUSSÃO DOS RESULTADOS

1. D DADOS EPIDEMIOLÓGICOS :

1.1. Idade e género :

A DDB é uma doença relacionada com a idade.(16) Observa-se um aumento acentuado da prevalência, particularmente da doença grave, nos idosos(17).Na nossa população, a média de idades foi de 57,97 anos e a maioria era constituída por mulheres (55%), com um rácio de sexo de 0,81. A nossa população é semelhante à dos estudos tunisinos de Abdmouleh (18), Bejar e Trigui (20). O primeiro é um estudo retrospetivo de 110 doentes, com uma idade média de 60 anos, enquanto o segundo, de Bejar (19), é um estudo retrospetivo de 85 doentes, com uma idade média de 60,63 anos. No seu estudo retrospetivo que incluiu 50 doentes, Trigui encontrou uma idade média de 57,49 anos. A nível mundial, a idade varia de país para país; no Reino Unido é de cerca de 52 anos (21), em Espanha, a idade média foi de 68,3 anos (22). A diminuição dos reflexos de deglutição e o aumento da prevalência de DRGE nos idosos podem contribuir para o desenvolvimento de DDB devido à microaspiração subclínica, incluindo a microbiota nasofaríngea (23). Os idosos têm uma doença mais grave e uma apresentação atípica com piores resultados do que as coortes mais jovens. (24)

1.2. Tabagismo e história :

Na nossa série, o tabagismo foi registado em 37% dos casos. Um estudo realizado na Argélia (25) registou a presença de fumadores em apenas 17% dos casos. Boucher (26) registou o efeito da exposição ao tabaco na deterioração da função mucociliar. O tabagismo está também associado a um declínio da função respiratória. É também um fator de risco independente para a mortalidade por DPOC(27). Uma nova tendência, o cigarro E ou cigarro eletrónico, é fortemente suspeita de ter conduzido à DDB, de acordo com um estudo recente realizado na Califórnia por Forest Ray(28) Os antecedentes respiratórios mais frequentemente relatados na nossa série foram a tuberculose (40%), as infecções respiratórias recorrentes (21%), a DPOC (20%) e a asma (12%). Na Tunísia, as percentagens de doentes com antecedentes de tuberculose foram mais baixas nos outros estudos. De facto, Lajnef (29), na sua série de 38 doentes, observou uma história de tuberculose em 13,1% dos casos, tal como Hammami (30), que a relatou em 6,4% dos casos, o que pode estar relacionado com a situação endémica da tuberculose na Tunísia, particularmente nas regiões centrais, incluindo Kairouan, bem como com um nível socioeconómico mais baixo. Noutros países africanos, como o Senegal (31) e o Congo (32), o antecedente de tuberculose foi registado em 79% e 50% dos casos, respetivamente. Por outro lado, nos países desenvolvidos, onde a incidência de tuberculose é menor, este antecedente foi registado em apenas 3,2% dos casos no estudo Pasteur (21) na Grã-Bretanha e em 7% nos Estados Unidos. (33) Como a infeção é um importante fator envolvido na fisiopatologia, o DDB pós-infeção é uma das causas mais frequentemente identificáveis no desenvolvimento da doença(34). As infecções respiratórias de repetição foram o segundo antecedente mais comum detectado na nossa série (21%). A nossa população é semelhante à de Kondah (35) em Marrocos, que num estudo retrospetivo de 85 casos relatou 15% de infecções de repetição. Ketifi (36), na Argélia, registou este facto em 10% dos casos. Um estudo recente realizado no Hospital Abderrahmen Mami, na Tunísia, com o objetivo de estabelecer o perfil clínico de doentes com DPOC e DDB, observou que a combinação de DPOC e DDB constitui um fator de mau prognóstico com declínio acelerado da função respiratória(37).

A identificação de DDB na DPOC foi definida como um fenótipo clínico diferente da DPOC, com maior gravidade sintomática, infeção brônquica crónica e exacerbações mais frequentes, e um mau prognóstico(38). A relação entre asma e DDB ainda é motivo de debate. A asma pode manifestar-se por pneumonite recorrente e uma sintomatologia dominada por hipersecreção e congestão brônquica (109).

Recentemente, num estudo de 1680 doentes asmáticos, cerca de 3% apresentavam DLB radiográfica e cerca de 50% dos doentes com DLB tinham asma grave (110). Os doentes com asma grave e DDB coexistente representam um grupo distinto em termos de gravidade da doença, microbiologia e fenótipo da asma. A tomografia computorizada do tórax e as culturas de expetoração podem ajudar a identificar estes doentes. Estes resultados podem contribuir para o reconhecimento precoce e o tratamento direcionado deste grupo de doentes. (111) De facto, a coexistência de asma e DDB está associada a um aumento independente do risco de exacerbação, apesar de índices de gravidade radiológicos e clínicos mais baixos. Este facto pode ser explicado pela inflamação das vias aéreas asmáticas, o que poderia favorecer o "círculo de Cole" responsável por uma maior frequência de exacerbações. (39) Neste contexto, estudos têm demonstrado que a asma quando associada à DDB pode constituir um risco independente que acelera o declínio da função respiratória. (40) Na nossa série, a asma foi encontrada em 12 casos (12%).

2. DADOS CLÍNICOS :

2.1. Sinais funcionais :

A DDB deve ser sempre suspeitada na presença de infecções recorrentes do trato respiratório. Os sintomas mais frequentes são uma tosse persistente e a produção constante de expetoração espessa e tenaz(41). A extensão desta broncorreia crónica, que aumenta frequentemente durante os episódios de superinfeção, foi correlacionada com a gravidade da dispneia(42).

Na nossa série, a broncorreia foi registada em 80% dos casos. Este resultado é concordante com os dados encontrados por Abdmouleh (18) que, na sua série de 110 doentes hospitalizados no departamento de pneumologia do CHU Hédi Chaker em Sfax, relatou broncorreia em 81% dos casos. Da mesma forma, Saidane (43) efectuou um estudo retrospetivo de 100 doentes com DDB e relatou broncorreia em 95% dos casos. A nível mundial, os números são semelhantes. Pappalettera (44), em Itália, referiu a broncorreia como o sintoma mais constante e comum, presente em 85% dos casos. O grupo de doentes que apresenta uma produção excessiva de expetoração, mas sem a presença consistente de bactérias nas culturas de expetoração, foi descrito como tendo "broncorreia estéril". Neste grupo, as amostras de expetoração contêm neutrófilos e material necrótico, mas não têm agentes patogénicos detectáveis. (45) A dispneia foi o segundo sinal de alerta mais comum registado na nossa série (61%). Um estudo recente efectuado nos Estados Unidos (46) mostrou que a dispneia pode ocorrer em 72 dos doentes. A dispneia ocorre geralmente em doentes com DDB extenso. Pode também ser secundária a doença concomitante, como bronquite crónica ou enfisema.(46) Em comparação com doentes sem DPOC associada, os doentes com DDB associada a DPOC apresentavam maior dispneia e função pulmonar mais comprometida.(47)

A hemoptise ocorre na DDB como resultado da erosão das arteríolas neovasculares e é frequentemente registada, particularmente durante as exacerbações (48). Na maioria dos casos, a hemoptise apresenta-se como expetoração manchada de sangue, mas pode ser muito abundante e representar risco de vida (49). Na nossa série, foi relatada em 34% dos casos. Este resultado é consistente com as conclusões de Louhaichi (50), que efectuou um estudo retrospetivo no Departamento de Pneumologia Ibn Nafis, em Ariana, incluindo 142 doentes, e relatou hemoptise em 30,6% dos casos. Devido à heterogeneidade da DDB, as manifestações clínicas e a evolução da doença são frequentemente muito variáveis. Por conseguinte, é importante avaliar cuidadosamente os sinais físicos para estabelecer uma abordagem etiológica e um tratamento adequado à fase da doença.

2.2. Sinais físicos :

Os sinais clínicos de dilatação brônquica não são específicos. (51) Os estertores brônquicos persistentes são mais frequentemente encontrados no exame físico. Por vezes, estão associados a sibilos. A sua topografia e extensão reflectem a extensão das lesões brônquicas. Os focos de crepitações podem indicar extensão alveolar da infeção. (52) Na nossa série, os estertores crepitantes foram relatados em 70% dos casos e os estertores sibilantes em 25%. Estes resultados são consistentes com os encontrados na Tunísia, onde Hammami (30) relatou uma predominância de estertores crepitantes com 36,3%, seguidos de estertores sibilantes em 20% dos casos. No Marrocos, Afif (53) também relatou estertores crepitantes em 43% dos casos e sibilantes em 32% dos pacientes.

Num estudo efectuado na Nova Zelândia em 56 doentes com dilatação brônquica, 52% apresentavam hipocratismo digital e uma dilatação brônquica radiologicamente mais extensa (54). O hipocratismo digital foi registado em 36% dos casos da nossa série. Algumas séries na Tunísia (30) e em Marrocos (53) relataram valores semelhantes de 34% e 48%, respetivamente. Estes resultados atestam o atraso na consulta e no tratamento dos doentes, cujas causas foram explicadas em alguns estudos como negligência dos sintomas, factores sócio-culturais e económicos e dificuldade de acesso aos serviços médicos. (55) Noutros casos, estas percentagens foram muito inferiores aos nossos 2%.(9) Os sinais de insuficiência cardíaca direita foram reportados em 16% dos doentes da nossa série. casos. A disfunção do ventrículo direito ocorre na doença pulmonar crónica quando a hipoxemia crónica e a disrupção dos leitos vasculares pulmonares contribuem para o aumento da pós-carga ventricular. Embora a prevalência exacta seja desconhecida, a hipertrofia do ventrículo direito parece ser uma complicação frequente da doença pulmonar crónica, sendo mais comum na doença pulmonar avançada(56).

III. DADOS PARACLÍNICOS :

1. DADOS DE IMAGIOLOGIA :

Se o diagnóstico de dilatação brônquica for evocado com base em dados anamnésicos e clínicos, a imagiologia permite-nos confirmar o diagnóstico especificando a morfologia dos brônquios dilatados, a extensão das lesões DDB e procurar uma causa local ou difusa. A radiografia do tórax, por vezes normal no início da doença, é pouco sensível (37% a 47%) mas específica (95%). (57)

Em nossa casuística, as imagens areolares predominaram em 55% dos casos, a síndrome brônquica em 39% e a desobstrução tubária em 8%. Vários estudos na literatura relataram resultados semelhantes com predominância de imagens areolares. Afif (53), em seu estudo, relatou imagens areolares em 47% dos casos e clareamento tubário em 8,9%. Aloui (58), em sua série de 35 pacientes, observou predomínio de imagens areolares em 97% dos casos e clareamento tubário em 25,7% dos casos. Na série de Eastham e colegas, 66% dos casos diagnosticados pela TC de tórax não teriam sido detectados apenas pela radiografia de tórax; a

TC de tórax deve ser realizada quando o quadro clínico é compatível, apesar de uma radiografia de tórax normal. (59) Num estudo comparativo entre a radiografia torácica padrão e a TCAR em 84 doentes com DDB, VAN DERBRUGGEN-BOGAARTS (60) verificou que a sensibilidade da radiografia padrão para detetar DDB era de 87,8% com uma especificidade de 74,4%. Este estudo também observou que havia uma correlação significativa entre a gravidade da DDB na TC-RH e as anormalidades encontradas na radiografia padrão.A TC torácica de secção fina é considerada o PADRÃO-OURO para o diagnóstico de DDB(14). Devido à sua segurança e boa sensibilidade e especificidade (95%) (24), pode ser utilizada para reconhecer as diferentes formas de lesão (cilíndrica, quística ou varicosa) e para avaliar o número de lobos afectados. O principal critério de diagnóstico da DDB na TC torácica é uma relação brônquio/arteria (B/A) superior a 1, dando o aspeto clássico de anel de gatinho (61).

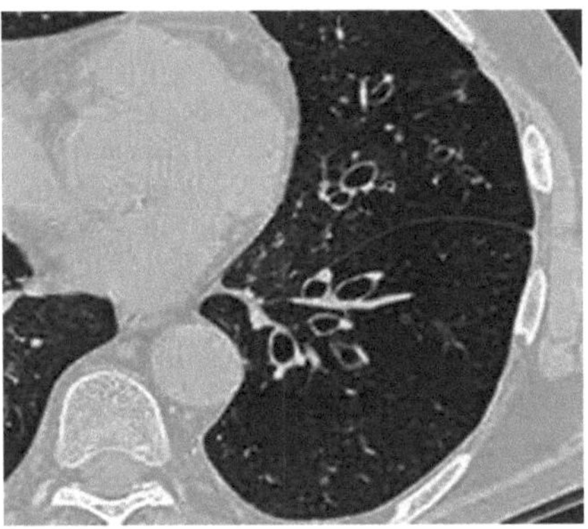

Figura 20: Dilatação dos brônquios cilíndricos: aspeto de "anel de gatinho".

As caraterísticas da DDB na TC foram originalmente descritas por Naidich et al, e apenas pequenas modificações foram feitas desde então (62). O rácio bronco-arterial é a relação entre o diâmetro do lúmen interno do brônquio e o da artéria pulmonar adjacente. Outros critérios diagnósticos são espessamento e irregularidade da parede brônquica, ausência de redução progressiva do calibre dos brônquios na periferia e visibilidade anormal das estruturas brônquicas no último centímetro subpleural(63). Um nível hidroaeróbico com brônquios dilatados agrupados em cachos no DDB cístico. (62) A morfologia dos DDBs é definida de acordo com a classificação de Reid, baseada na correlação anatomopatológica e na broncografia, que os divide em três categorias: cilíndricos (mais freqüentes), moniliformes e císticos(64). Na população estudada, o DDB cilíndrico predominou em 75% dos pacientes, o DDB cístico em 52% e o DDB varicoso em 19%.Nossos números são comparáveis com a literatura recente. Na Tunísia, Saidane (43), em sua série de 100 casos de DDB, relatou resultados semelhantes, com DDB cilíndrico em 75% dos casos, DDB cístico em 50% dos casos e DDB varicoso em 10% dos casos. Em todo o mundo, Amorim(14) observou em seu estudo 47% de DDB cilíndrico e 34% de DDB cístico, com envolvimento predominante dos lobos inferiores. Para além dos tipos de lesões, a TC permite-nos também caraterizar a sua extensão. Os DDB podem ser localizados ou difusos, o que influencia a abordagem diagnóstica e terapêutica. No caso de DDB localizado, é necessário efetuar uma fibroscopia brônquica para avaliar as vias aéreas e procurar uma causa obstrutiva. A descoberta de DDB difuso, por outro lado, leva-nos a procurar uma causa sistémica da doença. (65) Em nossa série, o DDB era difuso em 67 casos e localizado em 33 casos. Estes resultados estão de acordo com estudos tunisinos recentes. Moussa (66), no Departamento de Pneumologia Ibn Nafis, em Ariana, relatou resultados concordantes com DDB difuso em 81% dos casos. Saidane (43) também observou uma forma difusa em 85% dos casos. As lesões eram unilaterais em 22 casos e bilaterais em 88.

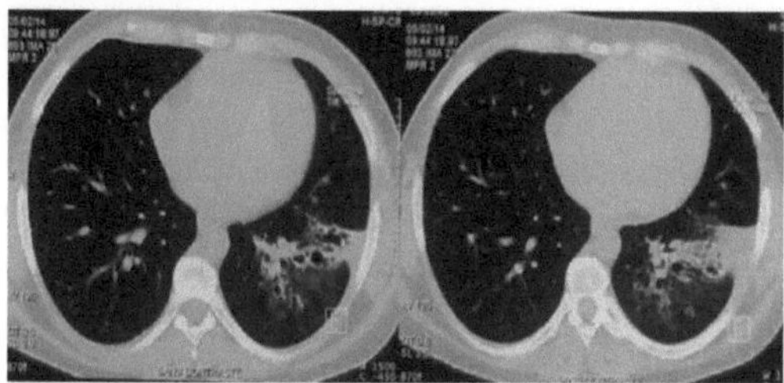

Figura 21: Dilatação brônquica cilíndrica localizada no lobo inferior esquerdo com colapso segmentar basal esquerdo associado.

2. DADOS BIOLÓGICOS :

A inflamação aguda é uma importante defesa do hospedeiro contra a infeção brônquica; no entanto, se a infeção se tornar crónica, pode levar a danos pulmonares e à progressão da doença. (67) Os doentes com DMO em fase estável têm níveis elevados de marcadores sistémicos de inflamação; no entanto, isto não dependeu da presença de colonização da expetoração.(68) Alguns marcadores, em particular a contagem de neutrófilos, estão correlacionados com a gravidade da doença. Esse achado é consistente com a hipótese de que o nível de inflamação determina a progressão da doença. (69) A PCR também desempenha um papel importante na mediação das complicações extra-pulmonares da DDB. É um biomarcador importante para o diagnóstico e avaliação da frequência e gravidade das exacerbações agudas (EAs) (70). No nosso estudo, observámos um aumento da PCR em 30% dos casos. Na sua série, Hammami relatou uma correlação entre o nível de PCR na admissão e a duração do internamento(30). Os neutrófilos dominam a inflamação das vias respiratórias na DDB, impulsionada por elevadas concentrações de quimioatractores de neutrófilos, como a interleucina-8 (CXCL-8) e o leucotrieno B4. A colonização bacteriana do trato respiratório ocorre devido à diminuição da depuração mucociliar e à falha na destruição fagocítica dos neutrófilos. (52) No nosso estudo, a hiperleucocitose foi registada em 18% dos casos, com predominância de PNN em 10%. Um estudo efectuado em Turkie mostrou que a anemia estava associada a sinais e a pontuações mais graves de BSI. (71) No nosso estudo, a anemia foi registada em 11% dos casos. Sabe-se que as plaquetas contribuem para os processos inflamatórios, para além do seu papel na trombose. Um estudo do Reino Unido mostrou que a trombocitose está associada à gravidade da doença em doentes com DDB com pontuações mais elevadas de BSI e mortalidade(72). No nosso estudo, a trombocitose foi observada em 7% dos casos.

3. DADOS MICROBIOLÓGICOS :

► Exame citobacteriológico do esputo (SCC):

A infeção bacteriana crónica é comum em doentes com DDB, e a inflamação brônquica que estimula tem sido implicada na progressão da doença. (73) Neste contexto, o ECBC é um teste fundamental para monitorizar a colonização bacteriana brônquica e a eficácia da terapêutica antibiótica. As bactérias mais frequentemente encontradas, independentemente da etiologia, são o Streptococcus Pneumoniae, o Haemophilus Influenzae e a Pseudomonas Aeruginosa (18). Na nossa série, o ECBC foi efectuado em 19 doentes e o germe foi isolado em 63% dos casos. Foram encontrados os seguintes germes: Streptococcus pneumoniae em 4 casos (33%), Pseudomonas aeruginosa em 5 casos (42%), Candidas albicans em 2 casos (42%), e Salmonella em 1 caso (33%).(17) e Staphylococcus aureus em 1 caso (8%).Hammami (30), no seu estudo com 375 doentes, referiu que o exame bacteriológico permitiu isolar o germe em 35% dos casos, representado essencialmente por Streptococcus pneumoniae em 28% dos casos e pseudomonas aeruginosa em 11%. A infeção por Pseudomonas aeruginosa representa um ponto de viragem na evolução da doença, estando associada a internamentos mais longos e a custos de hospitalização mais elevados(74).
A infeção por PA está também associada a um risco elevado de mortalidade e hospitalização(75).

► Fibroscopia brônquica :

A descoberta de DSBs localizados deve levar todos os pacientes a realizarem fibroscopia brônquica como parte da investigação etiológica para procurar uma obstrução (compressão extrínseca ou obstrução endobrônquica). (76) Este exame também está indicado na avaliação da hemoptise (localização de sangramento) e na busca de uma causa endobrônquica de sangramento, ou para fins microbiológicos (amostragem protegida). (18)

A fibroscopia brônquica também é útil em caso de problema ventilatório (atelectasia), pois pode revelar um tampão mucoso, mas sobretudo pode ser utilizada para aspirar secreções pegajosas para arejar o parênquima pulmonar. (77) Na nossa série, 5 dos nossos pacientes foram submetidos à fibroscopia brônquica, que mostrou aspeto normal em 50% dos casos, aspeto inflamatório em 33% e sangramento em 16%. Rabiou (78), na sua série de 64 doentes operados por DDB, referiu que a fibroscopia brônquica efectuada em 34 casos mostrou um tumor carcinoide em 1 caso, broncolitíase em 1 caso e um corpo estranho intrabrônquico em 1 caso.

IV. AVALIAÇÃO ETIOLÓGICA E PRINCIPAIS ETIOLOGIAS :

A identificação da etiologia da DDB pode influenciar a gestão da doença e conduzir a tratamentos específicos que podem melhorar o prognóstico. É importante notar que, apesar da extensa investigação sobre a etiologia, mais de metade de todos os casos de DDB são considerados idiopáticos. (1) No nosso estudo, registámos 5% de DDB idiopática e 39% de causa indeterminada (investigação etiológica incompleta). Desde o final da década de 1980, tem havido um reconhecimento crescente de uma população de doentes com DDB idiopática, muitos dos quais estão cronicamente infectados com micobactérias não tuberculosas (MNT). (79) Este grupo de doentes é constituído principalmente por mulheres pós-menopáusicas, não fumadoras, sem factores predisponentes conhecidos, que apresentam tosse crónica (80). Uma alta prevalência de mutações no regulador transmembrana da fibrose cística (CFTR) e sinais de disfunção ciliar foram observados nesta população de pacientes com DDB idiopática, (81-83) mas eles não preenchem os critérios diagnósticos para fibrose cística ou discinesia ciliar primária. Estas observações sugerem que a etiologia da doença é provavelmente multifatorial, na qual os defeitos da depuração mucociliar podem desempenhar um papel fundamental (84). No nosso estudo, a etiologia pós-tuberculose foi responsável por 40%, o que é relativamente mais elevado do que noutros estudos, dado que a Tunísia é um país de endemicidade intermédia para a tuberculose (85). Abdmouleh (18), na sua série de 110 doentes hospitalizados no departamento de pneumologia do Hospital Universitário Hédi Chaker em Sfax, relatou a etiologia da tuberculose em 20% dos casos. Bejar (19) constatou a etiologia da tuberculose em 25% dos casos na sua série de 85 doentes recolhidos no serviço de pneumologia do CHU La Rabta na Tunísia. A tuberculose é uma etiologia que está essencialmente presente nos países emergentes(86). Em França, as pessoas mais afectadas pela DDB pós-tuberculose são os migrantes do Norte de África e da África subsaariana. (87) De acordo com os últimos dados da Organização Mundial de Saúde (OMS), a taxa de tuberculose diminuiu 10%. (86) A BBT pode causar DDB por vários mecanismos: compressão brônquica por adenopatia, destruição parenquimatosa ou tração por tecido cicatricial.(88) Os DDB são formados austade de sequelas na área de envolvimento da tuberculose. O brônquio lobar médio, que é longo, pequeno e de difícil drenagem, é um local frequente de DDB pós-tuberculose (88).Outro mecanismo para a formação de DDB pós-tuberculoso é a ativação do sistema imunitário através de macrófagos e linfócitos: Granulomas. As interações entre o agente patogénico e a resposta imunitária do indivíduo facilitam a inflamação granulomatosa com danos nos tecidos, por exemplo, caseação, fibrose e DDB. (89) Consequentemente, para combater estas sequelas pós-tuberculose, serão necessários fármacos imunossupressores e anti-inflamatórios, como os esteróides, novas estratégias preventivas e intervenções mais eficazes, avaliando a sua relação risco-benefício. (90) Uma infeção grave na primeira infância causa danos estruturais no pulmão em desenvolvimento e leva a uma infeção bacteriana que, com o tempo, pode levar à DDB. (91) Durante muito tempo, as infecções na infância foram consideradas como a causa quase exclusiva da dilatação brônquica (92). Nas últimas décadas, graças à redução das pneumopatias que ocorrem em crianças, em resultado do alargamento da vacinação contra o sarampo e a tosse convulsa, a sua incidência nos países ocidentais diminuiu, mas ainda representa entre 25% e 50% dos casos de DDB em adultos com mais de 50 anos (93).Na nossa série, observámos 14% de DDB secundária a infecções recorrentes. Estes resultados são consistentes com os de Belliraj (94) que relatou DLB secundária a infecções recorrentes em 16% dos casos. Algumas doenças evitáveis por vacinação, por exemplo, tosse convulsa, pneumonia secundária ao sarampo ou outras infecções, podem levar a DDB. Por conseguinte, é importante garantir que as crianças têm as vacinas infantis em dia. (95) A fibrose cística é uma causa comprovada de dilatação dos brônquios. A fibrose quística é uma causa comprovada de dilatação brônquica, sendo cada vez mais comum em adultos, dado o aumento da esperança de vida dos doentes com esta doença. É a primeira etiologia a ser considerada nos casos de dilatação brônquica predominantemente superior ou moderada em jovens (15). Revela-se mais tarde em formas de expressão incompleta, justificando a pesquisa de uma mutação do gene CFTR na presença de um teste de suor positivo ou duvidoso em adultos. O quadro clínico é de DDB, predominantemente nos lobos superiores, com tampões mucosos, impactações mucóides e broncoceles nos exames de imagem, e sinusite crónica em 100% dos casos, bem como esterilidade masculina e hipofertilidade feminina (91). Num estudo retrospetivo de doentes com DDB seguidos no Serviço de Pneumologia do Hospital Hédi Chaker em Sfax (Tunísia) (78), foi diagnosticada fibrose quística em 2% dos casos. Finalmente, é de salientar que o diagnóstico de fibrose quística está provavelmente subestimado nos nossos doentes, devido à falta de recursos, o que limita consideravelmente as investigações nesta área. Para além do seu papel fundamental no diagnóstico, a TC torácica revelou, em alguns casos, sinais associados que apontam para uma etiologia particular, como o situs inversus, relatado em 3 casos da nossa série, e sequelas de tuberculose em 21% dos casos.A presença de dilatação brônquica predominante nas bases numa criança ou adulto jovem deve levantar a possibilidade de discinesia ciliar primária. (39) Na tomografia computadorizada, os brônquios dilatados predominam nas regiões inferiores e geralmente apresentam parede espessada. Geralmente estão associados a impactações mucóides e a uma aparência de árvore em brotamento devido a um defeito na depuração mucociliar. (96,97)

Kennedy et al. analisaram tomografias computorizadas do tórax de 29 adultos e 16 crianças com discinesia ciliar primária. As anomalias encontradas foram situs inversus em 38% dos casos e heterotaxia em 18%. (98) Louhaichi (50), no seu estudo realizado no Serviço de Pneumologia Ibn Nafiss, Ariana, Tunísia, observou discinesia ciliar em 4% dos casos. Na nossa série foram detectados 3 casos de síndrome de Kartagener (3%). A tomografia computorizada torácica pode também mostrar evidências de sequelas de tuberculose ou tuberculose ativa na origem dos DDB. A DDB cicatricial está freqüentemente associada a alterações fibrosas nos lobos superiores, que podem chegar à destruição lobar completa. (99) Nas formas ativas, o envolvimento traqueobrônquico com formação de estenoses brônquicas pode levar ao desenvolvimento de DDB. (99) A fibroscopia brônquica é realizada de forma sistemática, para determinar o aspeto inflamatório do brônquio, as anormalidades anatómicas e a abundância e localização de secreções purulentas. Este exame é particularmente útil para o diagnóstico etiológico, especialmente quando se investiga uma obstrução da via aérea (intrínseca ou extrínseca). (2) Este exame permite a realização de procedimentos terapêuticos essenciais, como a remoção de corpos estranhos responsáveis pelo DDB. (100) A obstrução brônquica mecânica deve ser sistematicamente pesquisada na presença de DLBD localizada sintomática. (101) Os mecanismos responsáveis pelo aparecimento da dilatação brônquica intracraniana localizada podem ser a inalação de um corpo estranho, frequentemente não reconhecido em crianças que escapam à vigilância por ter ocorrido há vários anos (71,102), ou um tumor brônquico, essencialmente benigno, pois os tumores malignos desenvolvem-se demasiado rapidamente para permitir o desenvolvimento da dilatação brônquica. Trata-se geralmente de hamartomas, lipomas ou carcinóides (103).

A obstrução extrínseca pode ser devida a compressão brônquica de origem ganglionar, mais frequentemente desenvolvida durante a infeção primária por tuberculose. Esta compressão é responsável pela clássica síndrome do lobo médio (síndrome de Brock). (104) Os quistos broncogénicos da carina e as anomalias vasculares que comprimem o brônquio principal esquerdo são causas raras de DDB. (105) Na série de FUJIMOTO (106) , a obstrução brônquica foi encontrada em 14 pacientes, cuja causa foi principalmente tuberculose (9 casos), corpo estranho em 3 casos, aspergilose em um caso e tumor benigno em um caso.Janah (107) relatou o caso de um tumor carcinoide descoberto em um paciente de 32 anos durante fibroscopia como parte da investigação etiológica de DDB localizado. Não há relatos de corpos estranhos, tumores ou compressão de linfonodos em nossa série. Todos os nossos pacientes foram testados para BK no escarro, com resultados positivos em 4 casos. Este facto é consistente com o estudo de Afif (53) que referiu que a pesquisa de BK foi realizada em 99,2% dos doentes. Foi positivo em 4,5% dos casos, resultando numa recidiva da tuberculose parenquimatosa. A aspergilose broncopulmonar alérgica (ABPA) pode complicar a asma, levando à DDB, que faz parte dos critérios de diagnóstico da ABPA, ou pode complicar a DDB pré-existente devido a outra etiologia. O aspergiloma pode desenvolver-se em áreas pulmonares que contêm DDB, enquanto a bronquite fúngica pode levar a DDB subsequente (108).

As recomendações mais recentes da ERS para o tratamento da DDB em adultos sugerem o rastreio sistemático de todos os doentes para a aspergilose broncopulmonar alérgica (ABPA). (109)

Na nossa série, não foi efectuada qualquer serologia aspergilar. Ketfi (36), no seu estudo de 90 doentes hospitalizados no departamento de pneumologia de Rouiba na Argélia, relatou apenas uma serologia aspergilar positiva.Faverio (110), em 385 doentes, relatou ABPA em 4% dos casos.A DDB também pode ser causada por uma imunodeficiência congénita ou adquirida. O diagnóstico precoce de uma deficiência imunitária pode retardar a progressão da doença e tem um importante impacto terapêutico e prognóstico (111). Na maioria das vezes, a deficiência está relacionada com a imunidade humoral, mas as deficiências da imunidade celular também podem estar envolvidas. As deficiências humorais são representadas principalmente por deficiências de IgA, seguidas de hipogamaglobulinemia e deficiências nos isótipos de IgG. (112,113) As deficiências na imunidade celular são variavelmente acompanhadas por deficiências na produção de anticorpos, resultando num aumento da incidência de pneumonia, bronquite e infecções otorrinolaringológicas, que são uma importante causa de morbilidade e podem levar à formação de DDB difuso. (114,115) No nosso estudo, este teste não foi realizado por rotina. Foi relatado um caso de imunodeficiência comum variável (CVID). Na série de Ketfi (36), ele relatou CVID em 3,3% dos casos e imunodeficiência adquirida em apenas 1 caso. A hipótese de uma associação entre a artrite reumatoide (AR) e a dilatação brônquica (DBT) foi confirmada por cinco estudos prospectivos recentes (98,116,117) que utilizaram tomografias computadorizadas de secção fina. A prevalência de dilatação brônquica na AR varia de 5% a 30%, de acordo com esses estudos. A DDB na AR é mais frequentemente bilateral, periférica e associada a envolvimento bronquiolar. É de salientar que a AR com DDB sintomático e síndroma obstrutivo tem um risco de morte a 5 anos 5 vezes superior ao da AR isolada(118). Num estudo tunisino realizado por ZROUR (96), que envolveu 75 doentes com AR, a DDB foi encontrada em 18,7% dos casos. A existência de DDB no contexto de doenças sistémicas é um desenvolvimento recente, graças à facilidade com que a TC-RH pode ser realizada. Em 2016, um estudo retrospetivo realizado na Argélia por Ketfi (36) referiu que o inventário das doenças sistémicas associadas ao DDB era dominado pela artrite reumatoide (AR) em 50%

dos casos, pela síndrome de Gougerot-Sjögren (SGS) em 20% dos casos, pelo lúpus eritematoso sistémico (LES) em 10% dos casos e pela retocolite hemorrágica (RCU) em 10% dos casos.

V. AVALIAÇÃO DE IMPACTO :

1. TESTES DE FUNÇÃO RESPIRATÓRIA :

Considerados como um complemento ao exame clínico e radiológico para DDB, os testes de função respiratória (RFT) são úteis para estabelecer o impacto da doença tanto no momento do diagnóstico como durante o acompanhamento terapêutico (119). A gasometria arterial foi efectuada na admissão em 89 doentes. Revelou hipoxémia em 27 doentes. Dez doentes eram hipercápnicos (PaCO2 2: 45 mm Hg) e 52 tinham gases sanguíneos corretos. O nosso estudo mostrou que a mediana da PaO2 era de 68 mm Hg. A PaCO2 foi de 40 mm Hg e a SaO2 foi de 90%. De acordo com a série de Moussa (66), a análise dos gases sanguíneos arteriais mostrou: hipoxémia em 17% dos doentes. A hipercapnia foi observada em 17% dos doentes. A espirometria deve ser efectuada num estado estável, fora dos focos infecciosos. As anomalias observadas reflectem a extensão das lesões, a sua gravidade e eventuais doenças respiratórias associadas. (120) A espirometria revela habitualmente um síndroma ventilatório obstrutivo com pouca ou nenhuma reversibilidade e uma redução do FEV1. A hiperresponsividade brônquica também pode estar presente. (121) A associação com uma síndrome restritiva é freqüente, geralmente devido à presença de atelectasias ou territórios não ventilados por secreções obstrutivas. (1) No nosso estudo, a espirometria foi realizada em 55 pacientes (55%), mostrando uma síndrome obstrutiva em 22 pacientes da série, uma tendência restritiva em 6 casos e uma síndrome mista em 15 pacientes, o que é consistente com a série de Alaoui Yazidi (122) que relatou DVO em 36% dos casos e Kondah (35) que observou uma predominância de síndrome obstrutiva. Em doentes com DDB ligeira a moderada em estado estacionário, o comprometimento significativo da função pulmonar deve fazer soar o alarme em relação a uma TAC torácica anormal ou a uma cultura de expetoração positiva para Pseudomonas aeruginosa (123). O teste de caminhada de 6 minutos (TDM6) é um teste de exercício simples para registar as respostas funcionais gerais dos sistemas pulmonar, cardiovascular e muscular para avaliar as actividades físicas diárias e a qualidade de vida em doentes com DDB. (124) Azri (125), no seu estudo de 46 casos de DDB, demonstrou que o teste de caminhada de 6 minutos apresentava uma distância média percorrida de 291,2 m para um valor teórico médio de 523,2 m. A dessaturação induzida pelo exercício foi observada em 28,3% dos casos. Um estudo realizado em Taiwan (126) para avaliar a correlação entre os resultados do teste de caminhada de 6 minutos e a mortalidade, mostrou que os pacientes com uma relação distância-saturação (DSP) inferior a 280 m corriam um risco significativamente maior de morte. Hammami (30), na sua série, observou que 7 doentes apresentavam uma limitação moderada. No nosso estudo, o TC6 foi realizado em 10 doentes e mostrou limitação grave em 2 doentes e limitação moderada em 5 doentes.

2. CONTROLO CARDIOVASCULAR :

Nas formas extensas e avançadas de DDB, devem ser procurados sinais clínicos, electrocardiográficos e eventualmente ecocardiográficos de cardiopatia pulmonar crónica. (127) A hipertensão pulmonar (HAP), como complicação do DDB, está associada ao aumento da mortalidade. (128) Em nossa casuística encontramos 3 casos de Cardiopatia Pulmonar Crônica (CPC) (3%) e 16 casos de HP (16%). Esses resultados são consistentes com os de Kondah (35), que relatou CPC em 4,2% dos casos e HP em 15%. Ketfi (36) registou HP em 10% dos casos. Azri (125) relatou HP em 28,3% dos casos. Gencer (127) estudou o impacto da DDB no coração e concluiu que as funções ventriculares estão comprometidas na DDB. O comprometimento da função ventricular direita foi relacionado com o número de lobos pulmonares envolvidos, pressão arterial de oxigénio e tempo de aceleração/ejeção do fluxo pulmonar. A disfunção do ventrículo esquerdo foi correlacionada apenas com a função do ventrículo direito (127).

VI. GESTÃO TERAPÊUTICA :

Os objectivos do tratamento da DDB são a prevenção das exacerbações, a redução dos sintomas, a melhoria da qualidade de vida e a interrupção da progressão da doença. (129) Deve ser elaborado um plano terapêutico para cada doente com DDB em função do grau de gravidade e da sintomatologia.

1. TRATAMENTO MEDICO:

► Antibioticoterapia :

A utilização de antibióticos desempenha um papel central no controlo da colonização bacteriana. O objetivo dos antibióticos é tratar as exacerbações, prevenir as infecções bacterianas e erradicar os germes problemáticos. (130) A monitorização microbiológica regular da expetoração para deteção de colonização por Pseudomonas, com subsequentes tentativas de erradicação, reduz a taxa de exacerbações. (21,131)

O tratamento com antibióticos destina-se a reduzir a carga bacteriana, uma vez que existe uma relação direta entre a carga bacteriana e a extensão da inflamação das vias aéreas e, consequentemente, a frequência das exacerbações. (132,133) Verificámos que não foram prescritos antibióticos a longo prazo na nossa série, apesar de estudos recentes mostrarem que o tratamento a longo prazo com macrólidos é suscetível de reduzir a frequência das exacerbações e melhorar a qualidade de vida(134).Uma revisão recente de Laska (135) sobre a eficácia e a segurança dos antibióticos inalados para o tratamento da DDB em adultos mostrou que os antibióticos inalados são bem tolerados, reduzem a carga bacteriana e proporcionam uma redução pequena, mas estatisticamente significativa, da frequência das exacerbações, sem melhoria clinicamente significativa da qualidade de vida em doentes com DDB e infecções crónicas do trato respiratório.

De acordo com as últimas recomendações da ERS (109), foi sugerido que os adultos com DDB com um novo isolamento de P. aeruginosa devem receber terapêutica antibiótica de erradicação. No entanto, não são oferecidos antibióticos de erradicação a adultos com DDB após um novo isolamento de agentes patogénicos que não a P. aeruginosa. As orientações da BTS recomendam que se considere a administração de antibióticos orais a longo prazo a doentes com 3 ou mais exacerbações por ano ou colonizados com Pseudomonas aeruginosa (136).

O ensaio EMBRACE (137) demonstrou um benefício nos doentes com uma ou mais exacerbações por ano. Na prática clínica, os macrólidos são utilizados com maior frequência em doentes com três ou mais exacerbações por ano, em doentes colonizados por Pseudomonas aeruginosa e também em doentes com exacerbações menos frequentes que continuam a ter uma deterioração significativa da qualidade de vida apesar do tratamento padrão.

► Anti-inflamatórios e imunomoduladores :

A dilatação brônquica é devida à inflamação dos neutrófilos. O efeito dos esteróides sobre os neutrófilos tem sido tradicionalmente considerado mínimo; no entanto, há provas de que os esteróides induzem a morte dos neutrófilos in vitro (138,139).Uma visão geral das revisões da literatura mostrou que os esteróides inalados em altas doses regulares reduzem o volume de expetoração de 24 horas, reduzem os marcadores inflamatórios na expetoração e melhoram a qualidade de vida.(140) No entanto, não mostraram qualquer melhoria significativa na função pulmonar ou na frequência das exacerbações. (140)
Elborn (141) demonstrou que os corticosteróides inalados reduzem o volume de expetoração em 24 horas, melhoram o pico de fluxo expiratório e o FEV1, e reduzem a pontuação da tosse. Welsh (140) concluiu que os esteróides utilizados por via sistémica ou por inalação não têm, na maioria dos casos, um efeito significativo no declínio da função pulmonar e na frequência das exacerbações, e só devem ser utilizados quando indicados devido à doença subjacente (ABPA, "Asthma-COPD- Overlap-Syndrome" [ACOS]).Um estudo recente de Toujani (142) mostrou que a utilização de corticosteróides inalados (ICS) no estado estável em doentes com DDB é bastante frequente, particularmente em doentes com co-morbilidades. Esta utilização poderia melhorar os sintomas, reduzir as recaídas e a deterioração da função respiratória.

Para além da sua ação antibacteriana, os macrólidos têm também um efeito anti-inflamatório, sem causar imunossupressão. Este efeito baseia-se numa redução da libertação de citocinas pró-inflamatórias, num aumento da função fagocitária dos macrófagos, numa alteração da produção de muco e numa redução do recrutamento de leucócitos (143).

Há cada vez mais provas de que a administração profiláctica de azitromicina reduz o número de exacerbações e melhora a qualidade de vida (137); o risco cardiovascular não parece aumentar (137,144).

No entanto, a utilização generalizada ainda não é recomendada, uma vez que o tratamento a longo prazo pode ser acompanhado por um aumento da resistência aos antibióticos no pneumococo e nas micobactérias não tuberculosas (NTM). (137)

Na nossa série, foi prescrita terapêutica com corticosteróides em 88% dos nossos doentes, 10 dos quais receberam corticosteróides orais, 18 corticosteróides inalados e 60 corticosteróides orais e inalados. Apenas um doente recebeu terapêutica com macrólidos a longo prazo.

Slim [105], na sua série de 68 doentes hospitalizados no Departamento de Pneumologia do Hospital Abderrahmen Mami, observou que foram prescritos corticosteróides inalados em 7% dos casos.

► Broncodilatadores :

Num ensaio clínico aleatorizado em doentes com DDB com OVT (mas sem diagnóstico primário de asma ou DPOC), a combinação de formoterol inalado mais budesonida foi comparada com budesonida inalada isolada (145). Na nossa série, os beta2-miméticos de ação curta foram prescritos em 85 casos (85%), dadas as comorbilidades apresentadas pelo nosso grupo e a heterogeneidade dos sintomas respiratórios. Afif (53) observou que metade dos seus doentes foram medicados com broncodilatadores de ação prolongada. De acordo com as últimas recomendações da ERS, os broncodilatadores de ação prolongada não estão indicados em doentes adultos com DDB. Os broncodilatadores estão indicados se for notada dispneia significativa, antes da utilização de mucolíticos inalados e antes de antibióticos inalados, de modo a aumentar a tolerância e otimizar a deposição pulmonar nas áreas doentes do pulmão (109).A terapêutica mucolítica de longa duração ($\geqslant$ 3 meses) está indicada em doentes adultos com DDB que têm dificuldade em expetorar com má qualidade de vida (109).Na nossa série, os mucolíticos foram prescritos em 30% dos casos.A hipersecreção brônquica e a depuração mucociliar prejudicada resultam numa acumulação de muco nas vias aéreas, que facilita a infeção e é uma fonte de desconforto (95).A reabilitação pulmonar é uma opção de tratamento para doentes com perda de aptidão física ou para aqueles cuja atividade diária é limitada pela dispneia. Foi demonstrado que o procedimento melhora a atividade física e a resistência, sobretudo nos doentes que também recebem um treino específico dos músculos respiratórios. (21)

2. TRATAMENTO CIRÚRGICO :

Apesar de um tratamento médico optimizado, alguns doentes continuarão a sofrer de sintomas significativos que afectam a sua qualidade de vida. Nestes doentes, pode ser avaliada a possibilidade de um procedimento cirúrgico com o objetivo de melhorar os sintomas ou retardar o seu agravamento. (106,146) As indicações cirúrgicas estão estabelecidas nos casos de DDB localizados e sintomáticos. Nas várias séries cirúrgicas estudadas, as principais indicações para cirurgia foram (8) Infeção recorrente (55 a 95% dos casos), hemoptise (3 a 61% dos casos), empiema ou abcesso pulmonar (2 a 11% dos casos) e pneumotórax secundário (0 a 3% dos casos). A taxa de sucesso é reduzida apesar do tratamento cirúrgico, particularmente nos casos com as seguintes caraterísticas: pseudomonas detectadas e patologia obstrutiva permanente. (146) Este resultado sugere que a taxa de sucesso pode ser mais elevada se a cirurgia for efectuada antes do desenvolvimento de complicações.Os doentes com DDB e doença pulmonar avançada, apesar da adesão ao tratamento médico máximo, devem ser considerados para referenciação para transplante. (147) Um estudo retrospetivo recente de 34 pacientes transplantados (33 bipulmonares e 1 monopulmonar) para DDB entre 1992 e 2014 encontrou uma sobrevida em um ano de 85% e uma sobrevida em cinco anos de 73%. (148) O papel dos índices recentemente publicados, o índice de gravidade da bronquiectasia (BSI) (137) ou a pontuação FACED (144), na orientação dos pedidos de transplante ainda está por definir.

3. TRATAMENTO ETIOLOGICO :

Em casos raros, pode ser adequada uma medida terapêutica específica. A imunodeficiência, por exemplo, é uma indicação para a prescrição de imunoglobulinas intravenosas. Os corpos estranhos intra-brônquicos e os tumores brônquicos que podem ser removidos também requerem um tratamento etiológico.

VII. EVOLUÇÃO E COMPLICAÇÕES :

As complicações infecciosas são as mais frequentes: colonização bacteriana, episódios de superinfeção brônquica, infeção pulmonar (abcesso ou não) ou infeção pleural. As localizações sépticas à distância (abcessos cerebrais) tornaram-se excepcionais. A colonização brônquica por pseudomonas aeroginosa ocorre tardiamente. (47) Na nossa série, 48 doentes (48% dos casos) tiveram complicações, tendo-se verificado superinfeção grave em 28 casos, dos quais 11 foram internados em unidade de cuidados intensivos.As complicações hemorrágicas, por vezes reveladoras, podem ocorrer sem razão aparente, constituindo uma ameaça ao prognóstico vital. A hemoptise é a complicação mais frequente após a infeção broncopulmonar, ocorrendo em mais de 50% dos casos. (18) Jrad (149), em sua série de 142 pacientes, relatou hemoptise em 30,6% dos casos. Estes resultados são comparáveis aos encontrados por Berny (150) que relatou hemoptise em 38% dos casos. Todos os nossos doentes com hemoptise receberam tratamento médico. A embolização não foi indicada em nenhum doente. Um estudo de 101 pacientes na Tailândia mostrou que a dilatação brônquica foi responsável por 33% das causas de hemoptise maciça, seguida pela tuberculose em 20% dos casos(151). A insuficiência respiratória é, na maioria das vezes, o resultado de uma DDB extensa que tem vindo a evoluir há muitos anos. Não difere de outras doenças respiratórias crónicas, como a doença pulmonar obstrutiva crónica. (50) Na nossa série, a insuficiência respiratória foi observada em 30 casos com recurso a oxigénio domiciliário e 15 casos necessitaram de VNI domiciliária. Estes resultados estão de acordo com os observados por Trigui (20) que observou uma costura na oxigenoterapia domiciliária em 22% dos doentes. Evidências recentes sugerem um risco aumentado de doença cardiovascular em doentes com DDB; é importante considerar outros factores de risco de doença cardiovascular modificáveis e a sua gestão adequada. (152,153) A insuficiência cardíaca direita pode ocorrer tardiamente no curso da DDB difusa (154). A ansiedade e a depressão são comuns em doentes com DDB, com estudos que mostram evidência de depressão em 21,1% a 34% e ansiedade em 39,8% a 55% dos doentes. (155,156)

VIII. DIAGNÓSTICO DE GRAVIDADE :

É importante avaliar a gravidade e o prognóstico da DDB. Devido à natureza complexa desta doença, a gravidade e o prognóstico não podem ser medidos por uma única variável, como o FEV1 ou a extensão da DDB na TC torácica. Foram desenvolvidas duas ferramentas para prever a gravidade e o prognóstico da DDB, o BSI e o escore FACED. (8,134) A evolução da DDB é variável e depende principalmente da frequência de exacerbações e da colonização por P. aeruginosa. O BSI permite determinar o grau de gravidade (ligeiro, moderado, grave) da doença de acordo com vários factores (índice de massa corporal (IMC), volume expiratório forçado em segundos (FEV1), número de hospitalizações, escala de dispneia, microbiologia, número de exacerbações, apresentação radiológica) e assim estimar o prognóstico. (134,157) Na nossa série, de acordo com a pontuação FACED, o risco de mortalidade aos 5 anos foi elevado (12%), moderado (20%) e baixo (68%). De acordo com a pontuação BSI, o risco de mortalidade e hospitalização foi elevado em 71% dos casos e moderado em 26%. Saidane (43), na sua série de doentes, referiu que, de acordo com a pontuação FACED, o risco de mortalidade aos 5 anos era elevado (26%), moderado (26%) e baixo (47%). De acordo com a pontuação BSI, o risco de mortalidade e de hospitalização era elevado em 67% dos casos e moderado em 37%. Verificou-se uma correlação fraca mas significativa entre as duas escalas: houve uma tendência para os doentes serem classificados com uma BSI mais elevada em comparação com a pontuação FACED. Isto pode ser explicado pelo facto de a BSI (e não a FACED) avaliar parâmetros que incluem o IMC, a hospitalização e as exacerbações anteriores ao estudo, a colonização crónica por outros microrganismos e o desenvolvimento de DDB cística(158).

XRISCO DE EXACERBAÇÃO :

Apesar da utilização frequente do termo exacerbação na DDB, não existe atualmente uma definição consensual deste termo na literatura. No entanto, a maioria dos autores tem utilizado a definição de alteração aguda da tosse e da expetoração com o aparecimento de outros sintomas como dispneia, hemoptise, dor torácica e astenia (159).As exacerbações estão associadas a um aumento da inflamação sistémica e a um aumento do risco de morte. progressão das lesões pulmonares. (132) São frequentes e têm um impacto importante nas despesas públicas de saúde (6). Apesar dos progressos terapêuticos, quase metade dos doentes com DDB na Europa tem pelo menos duas exacerbações por ano. (134)

As exacerbações estão associadas a um aumento da mortalidade, a uma deterioração da função respiratória e a uma má qualidade de vida(160).A frequência das exacerbações é, portanto, um fator de prognóstico e um dos aspectos mais importantes da gravidade clínica da doença. Nesta parte do nosso estudo, tentámos identificar factores preditivos de exacerbações frequentes (>= 2)(161).No nosso estudo, verificou-se um maior risco de exacerbação em doentes com história de tuberculose. Os sinais clínicos preditivos de exacerbação foram a dispneia, a hipoxémia e a insuficiência respiratória no momento do diagnóstico. Radiologicamente, os DDB difusos foram preditivos de exacerbações. A colonização com pseudomonas aeroginosa também influenciou o número de exacerbações. A presença de TVO também foi associada a um maior risco de exacerbação.Dados recentes identificaram a extensão das lesões radiográficas (>2 lobos), o aspeto quístico, um score BSI moderado a grave e uma história de exacerbações nos últimos 2 anos como factores preditivos de exacerbação (129,162), o que é um bom indicador do risco de exacerbação.consistente com os nossos resultados.Um estudo realizado no Reino Unido mostrou que a colonização por Pseudomonas Aueroginosa está associada a um declínio mais rápido da função pulmonar. (116) Num estudo com 84 doentes, Béjar (163) demonstrou que a idade jovem, a duração da doença, a presença de manifestações clínicas e radiológicas, o comprometimento da função respiratória e a PH poderiam ser factores preditivos de exacerbações da DDB difusa. As más condições socioeconómicas, como a pobreza e a subnutrição, também são consideradas factores preditivos de exacerbação, de acordo com um estudo realizado na Turquia (164). É necessária uma atenção especial para os doentes com DDB com excesso de peso, obstrução das vias aéreas, maior duração da doença, dispneia mais grave, maior número de lobos pulmonares envolvidos e uma ou mais comorbilidades, de modo a corrigir factores de risco modificáveis para futuras exacerbações. (165) A hospitalização prévia, a utilização de inibidores da bomba de protões, a insuficiência cardíaca e as pontuações BSI ou FACED foram factores associados ao desenvolvimento de exacerbações que exigiram hospitalização. A vacinação contra o pneumococo foi protetora. Esta informação pode ser útil na conceção de estratégias preventivas e de planos de acompanhamento mais intensivos. (166) A presença de TVO em doentes com DDB é um fator de risco de exacerbações agudas que requerem hospitalização(162).O número de exacerbações agudas está diretamente relacionado com a espessura da parede brônquica(163) Um aumento da inflamação do PNN está associado a um aumento do número de exacerbações(164,165).A coexistência de DPOC ou asma em doentes com DDB tem sido amplamente reconhecida como aumentando o risco de exacerbações. (167,168) Em particular, uma meta-análise de pacientes com DPOC que apresentavam DDB na tomografia computadorizada descreveu um aumento acentuado no risco de exacerbação. (169) Em pacientes asmáticos, a combinação de só foi descrita em pacientes graves (170,171), nos quais a gravidade da obstrução parece estar associada ao risco de exacerbação, mas seu valor preditivo é baixo. (171)

X. PERSPECTIVAS :

A DDB continua a ser uma doença incapacitante com um impacto socioeconómico importante. A melhor forma de a gerir é :

-Preservar as defesas dos pulmões, deixando de fumar e eliminando outros irritantes brônquicos. (166)

-O tratamento de todos os focos infecciosos nos dentes e nos seios nasais, que deve fazer parte integrante do processo de tratamento, é essencial para evitar a progressão e a propagação das infecções.

-Tratamento adequado dos episódios de infeção pulmonar nas crianças, para evitar a dilatação dos brônquios devido a infecções infantis.

-Vacinação anual contra a gripe. As provas indirectas sugerem que esta vacinação reduz a morbilidade, a mortalidade e o custo dos cuidados de saúde nas populações de risco(167).

-Sensibilização dos pais para os benefícios da vacinação na prevenção de infecções respiratórias: vacinação contra o sarampo, a tosse convulsa e a tuberculose nas crianças.

-Diagnóstico precoce de doenças que predispõem ao desenvolvimento de PBD, como a discinesia ciliar e a imunodeficiência. De facto, foi demonstrado que os doentes diagnosticados tardiamente com discinesia ciliar primária tinham uma função respiratória mais deteriorada devido ao tratamento tardio das infecções e dos sintomas(168).

De facto, a DDB continua a ser uma patologia pouco conhecida, ou mesmo misteriosa, em doentes recém-diagnosticados. Neste contexto, um dia nacional poderia ser útil para esclarecer os vários sinais clínicos e etiologias da DDB.

Oferecer seminários de formação sobre esta doença, tendo como população-alvo os médicos de cuidados primários, para permitir um diagnóstico precoce.

CONCLUSÃO

A DDB desenvolve-se como resultado de um processo inflamatório recorrente ou persistente nas vias aéreas, que leva a alterações irreversíveis nos brônquios e está associada a uma síndrome clínica caracterizada por tosse, expetoração e infecções respiratórias recorrentes. O objetivo do nosso trabalho foi descrever o perfil epidemiológico, clínico, radiológico e evolutivo das dilatações dos brônquios e os factores preditivos de exacerbações, tendo como referência a literatura comparada. O nosso estudo foi um estudo descritivo retrospetivo de doentes internados no serviço de pneumologia do Hospital Ibn Al Jazzar em Kairouan, de janeiro de 2010 a setembro de 2020.Durante o período de estudo, 100 doentes foram diagnosticados com DDB.A idade média da população estudada foi de 57,79 anos, com extremos que variaram entre 17 e 90 anos. A nossa população era predominantemente feminina (razão sexual M/F= 0,81) e 69% provinha de zonas rurais. A taxa de tabagismo foi de 36,3%, com uma maioria masculina de 37%.A história patológica foi marcada pelo predomínio de patologias respiratórias. A tuberculose foi predominante em 40% dos doentes, seguida das infecções respiratórias recorrentes em 21% e da asma em 12% dos casos. As doenças extra-respiratórias foram dominadas pelas doenças cardiovasculares (12%), seguidas da diabetes (10%). A tosse produtiva foi o principal sinal de apresentação (80%), seguida da dispneia (61%). O exame físico revelou polipneia em 40 doentes (40%) e sinais de luta em 31% (13,7%). A auscultação pulmonar mostrou um predomínio de estertores roncadores em 51,9% dos doentes, seguidos de crepitações em 2,5% dos doentes, crepitações em 70% e estertores sibilantes em 25%. Radiologicamente, verificámos na radiografia do tórax a presença de opacidades areolares em 55 doentes (55%), tendo o diagnóstico sido confirmado por TC torácica em todos os doentes. Predominaram as imagens cilíndricas, císticas e varicosas, com taxas de 75%, 52% e 19%, respetivamente. O situs inversus esteve presente em 3% dos casos. As lesões eram difusas em 67%, bilaterais em 88% e unilaterais em 22% dos doentes. Biologicamente, foi detectada hiperleucocitose em 18% dos casos e leucopenia em 2%. A PCR foi positiva em 30% dos casos.O estado microbiológico foi registado com base nos dados do ECBC, realizado em 19 doentes. Isolámos o germe em 63% dos casos. Os germes encontrados foram: Streptococcus pneumoniae em 4 casos, Pseudomonas aeruginosa em 5 casos, Candidas albicans em 2 casos e Staphylococcus aureus em 1 caso. A pesquisa direta de BK na expetoração foi positiva em 4 doentes, ou seja, em 4% da população estudada. Foi selecionada uma etiologia em 68 casos, ou seja, 68%. Verificou-se uma predominância de DDB pós-tuberculosa em 40 casos, seguida de DDB secundária a infecções de repetição em 14 casos, DDB pós-radiação em 4 casos e síndrome de Kartagener em 3 casos. 29 casos. A etiologia permanece indeterminada. A espirometria foi efectuada em 55 doentes (55%), dos quais 22 com síndrome obstrutivo, 6 com síndrome restritivo e 15 com síndrome misto. 10 doentes (10%) foram submetidos a um teste de marcha. Sessenta doentes (60%) foram submetidos a ecografia cardíaca. Em termos de tratamento, a antibioterapia inicial foi probabilística em 96 doentes (96%), sendo o fármaco mais utilizado em monoterapia a amoxicilina-ácido. A duração média do tratamento antibiótico foi de 7 dias, com extremos que variaram entre 1 dia e 26 dias. A fisioterapia respiratória foi utilizada em 70 doentes (70%).Relativamente aos tratamentos associados à antibioterapia, a corticoterapia foi a mais comum, administrada por via intravenosa em 35% dos casos. No estado estável, os corticosteróides inalados foram indicados em 88% dos casos, os miméticos de B2 em 85% dos casos e os mucolíticos em 30%.O tratamento cirúrgico foi indicado em 4 doentes (4%).A evolução dos nossos doentes foi marcada pelo aparecimento de DRC em 30% dos casos.O diagnóstico de gravidade foi avaliado pelos scores FACED e BSI. De acordo com a pontuação FACED, o risco de mortalidade aos 5 anos foi elevado (12%) e moderado (20%). De acordo com a pontuação BSI, o risco de mortalidade e de hospitalização foi elevado em 71% dos casos e moderado em 26%.No nosso estudo, foram identificados oito factores que influenciaram significativamente o número de exacerbações nos últimos dois anos, tendo a história de tuberculose (p=0,002) sido associada a um maior risco de exacerbações. Entre os sinais clínicos, a presença de dispneia como sinal revelador (p=0,003) e a presença de hipoxémia (p=0,003) estiveram associadas a um maior número de exacerbações. Verificámos ainda que a presença de HP na ecografia cardíaca (p=0,048) e a constatação de insuficiência respiratória (p=0,005) se correlacionaram com exacerbações mais frequentes. Entre os germes encontrados no ECBC, a presença de pseudomonas aeroginosa (p=0,002) também foi preditiva de exacerbação. Na TC de tórax, a distribuição difusa das lesões (p=0,053) foi associada a um maior risco de exacerbações.No final deste estudo, deve ser salientado que a DDB é um verdadeiro problema de saúde pública. O quadro clínico é variável e as etiologias são múltiplas, desde a presença de um corpo estranho até à presença de uma anomalia genética. As etiologias indeterminadas continuam a ser bastante frequentes no nosso trabalho, dada a dificuldade de efetuar uma investigação etiológica exaustiva devido à falta de recursos. A gestão óptima requer não só objectivos terapêuticos claros (melhorar a qualidade de vida do doente, evitar recorrências e tratar a etiologia correspondente), mas também o conhecimento dos factores que predizem a exacerbação.A elevada percentagem de formas imediatamente graves sugere um atraso na consulta e no diagnóstico. São necessários mais estudos para investigar os factores que influenciam estes atrasos.

REFERÊNCIAS

1. Dilatação brônquica: uma revisão de 294 casos - ScienceDirect [Internet]. [cited 6 Oct 2021]. Disponível em: https://www.sciencedirect.com/science/article/abs/pii/S0761842515009109

2. Oumellal J. Tratamento cirúrgico da dilatação brônquica na criança (cerca de 36 casos) [Internet] [Tese]. 2010 [citado 6 out 2021]. Disponível em: http://ao.um5.ac.ma/xmlui/handle/123456789/541

3. Diagnóstico etiológico da dilatação brônquica - ScienceDirect [Internet]. [cited 6 Oct 2021]. Disponível em: https://www.sciencedirect.com/science/article/abs/pii/S0761841718302165

4. Contarini M, Shoemark A, Rademacher J, Finch S, Gramegna A, Gaffuri M, et al. Porquê, quando e como investigar a discinesia ciliar primária em doentes adultos com bronquiectasia. Multidisciplinary Respiratory Medicine (Medicina Respiratória Multidisciplinar). 2018 Aug 9; 13(1):26.

5. Weycker D, Hansen GL, Seifer FD. Prevalência e incidência de bronquiectasias por fibrose não cística entre adultos dos EUA em 2013. Chron Respir Dis. nov 14(4):377-84.2017;

6. Viver com bronquiectasias [Internet]. Jornal Médico Suíço. [citado 6 Out 2021]. Disponível em: https://www.revmed.ch/revue-medicale-suisse/2017/revue- medicale-suisse-583/vivre-avec-des-bronchiectasies

7. Reid LMcA. Redução da subdivisão brônquica na bronquiectasia. Thorax. setembro de 1950;5(3):233-47.

8. Hill AT, Haworth CS, Aliberti S, Barker A, Blasi F, Boersma W, et al. Exacerbação pulmonar em adultos com bronquiectasia: uma definição consensual para a investigação clínica. European Respiratory Journal [Internet]. 1 de junho de 2017 [citado 16 Out 2021];49(6). Disponível em: https://erj.ersjournals.com/content/49/6/1700051

9. Masson E. Bronchial dilatation: predictive factors of bronchial colonisation [Internet]. EM-Consulte. [cited 8 Oct 2021]. Disponível em: https://www.em-consulte.com/article/1343158/dilatation-des-bronches -facteurs-predictifs-de-co

10. Iglesias M, Belda J, Baldó X, Gimferrer JM, Catalán M, Rubio M, et al [Bronchial carcinoid tumor: a retrospective analysis of 62 surgical treated cases]. Arch Bronconeumol. maio de 2004;40(5):218-21.

11. Couderc L-J, Catherinot E, Rivaud E, Guetta L, Mellot F, Cahen P, et al [Are investigations for underlying causes needed for the management of an adult patient with bronchiectasis?] Rev Pneumol Clin. Sept 2011;67(4):267-74.

12. Amorim A, Bento J, Vaz AP, Gomes I, de Gracia J, Hespanhol V, et al. Bronquiectasias: estudo retrospetivo da investigação clínica e etiológica num serviço de medicina respiratória geral. Rev Port Pneumol (2006). Fev 2015;21(1):5-10.

13. Chassagnon G, Brun A-L, Bennani S, Chergui N, Freche G, Revel M-P. [Imagem de bronquiectasias]. Rev Pneumol Clin. Oct 2018;74(5):299-314.

14. Lonni S, Chalmers JD, Goeminne PC, McDonnell MJ, Dimakou K, De Soyza A, et al. Etiologia da bronquiectasia por fibrose não cística em adultos e sua correlação com a gravidade da doença. Ann Am Thorac Soc. Dez 2015;12(12):1764-70.

15. Quint JK, Millett ERC, Joshi M, Navaratnam V, Thomas SL, Hurst JR, et al. Alterações na incidência, prevalência e mortalidade de bronquiectasias no Reino Unido de 2004 a 2013: um estudo de coorte de base populacional. Eur Respir J. Jan 2016;47(1):186-93.

16. Abdmouleh K, Feki W, Fekih W, Kallel N, Moussa N, Bahloul N, et al. Radioclinical and aetiological profile of diffuse bronchial dilatation in Tunisia. Revue des Maladies Respiratoires Actualités. Jan 2020;12(1):222-3.

17. Factores associados ao comprometimento da função pulmonar em adultos com dilatação brônquica difusa - ScienceDirect [Internet]. [cited 8 Oct 2021]. Disponível em: https://www.sciencedirect.com/science/article/abs/pii/S0761842516308427

18. Masson E. Perfil atual da dilatação brônquica [Internet]. EM-Consulte. [cited 8 Oct 2021]. Disponível em: https://www.em-consulte.com/article/1101318/profil- actuel-des-dilatations-des-bronches

19. Pasteur MC, Helliwell SM, Houghton SJ, Webb SC, Foweraker JE, Coulden RA, et al. An investigation into causative factors in patients with bronchiectasis. Am J Respir Crit Care Med. outubro de 2000;162(4 Pt 1):1277-84.

20. Prevalência e incidência de bronquiectasias na Catalunha, Espanha: Um estudo de base populacional - ScienceDirect [Internet]. [cited 8 Oct 2021]. Disponível em: https://www.sciencedirect.com/science/article/pii/S0954611116302670

21. Grenier P, Maurice F, Musset D, Menu Y, Nahum H. Bronquiectasia: avaliação por TC de secção fina. Radiology. outubro de 1986;161(1):95-9.

22. Currie DC, Cooke JC, Morgan AD, Kerr IH, Delany D, Strickland B, et al. Interpretação de broncogramas e radiografias torácicas em doentes com produção crónica de expetoração. Thorax. abril de 1987;42(4):278-84.

23. Tratamento da dilatação brônquica, que desafio? Um relato de caso de 57 pacientes - ScienceDirect [Internet]. [cited 8 Oct 2021]. Disponível em: https://www.sciencedirect.com/science/article/abs/pii/S1877120319316210

24. Boucher RC. Relationship of airway epithelial ion transport to chronic bronchitis. Proc Am Thorac Soc. 2004;1(1):66-70.

25. Factores de risco para bronquiectasias em doentes com doença pulmonar obstrutiva crónica: uma revisão sistemática e meta-análise - PubMed [Internet]. [citado 8 out 2021]. Disponível em: https://pubmed.ncbi.nlm.nih.gov/33886788/

26. Mull ES, Shell R, Adler B, Holtzlander M. Bronquiectasia associada à utilização de cigarros electrónicos: Uma série de casos. Pediatr Pulmonol. Dez 2020;55(12):3443-9.

27. Lajnef H. Bronquiectasias difusas em adultos, abordagem radio-clínica e perfil etiológico. 2009.

28. Hammami khawla. perfil clínico e manejo terapêutico da dilatação brônquica. 2018.

29. Indicações e resultados da cirurgia de ressecção de bolhas de enfisema pulmonar [Internet]. [cited 8 Oct 2021]. Disponível em: https://www.panafrican-med-journal.com/content/article/31/48/full/

30. Profil épidémiologique de dilatation des bronches au service de pneumologie du CHU de Brazzaville - PDF Free Download [Internet]. coek.info. [citado 8 out 2021]. Disponível em: https://coek.info/pdf-profil-epidemiologique-de-dilatation-des- bronches-au-service-de-pneumologie-du-c.html

31. Jordan TS, Spencer EM, Davies P. Tuberculose, bronquiectasia e obstrução crónica ao fluxo de ar. Respirologia. maio de 2010;15(4):623-8.

32. Hsieh M-H, Fang Y-F, Chen G-Y, Chung F-T, Liu Y-C, Wu C-H, et al. O papel da proteína C-reactiva de alta sensibilidade em doentes com bronquiectasia estável de fibrose não quística. Pulm Med. 2013;2013:795140.

33. Aspectos radio-clínicos e etiológicos das bronquiectasias no serviço de pneumologia do Hôpital Militaire A [Internet]. [citado 8 out 2021]. Disponível em: http://webcache.googleusercontent.com/search?q=cache:M31XkpayP6EJ:wd.fmp m.uca.ma/biblio/theses/annee-htm/FT/2018/these72- 18.pdf+&cd=1&hl=en&ct=clnk&gl=tn

34. Ketfi A, Ihadadene D, Hachi S, Jaafar M, Chabati O, Gharnaout M. Etiological profile of bronchial dilatation. Jornal de Doenças Respiratórias. 1 Jan 2017;34:A250.

35. Habouria C, Bachouch I, Belloumi N, Harizi C, Chermiti F, Fenniche S. Dilatações brônquicas associadas à doença pulmonar obstrutiva crónica: perfil clínico e evolutivo. Pan Afr Med J. 18 Nov 2020;37:249.

36. Martinez-Garcia MA, Miravitlles M. Bronchiectasis in COPD patients: more than a comorbidity? Int J Chron Obstruct Pulmon Dis. May 11, 2017;12:1401-11.

37. Honoré I, Burgel P-R. Discinesia ciliar primária em adultos. Rev Mal Respir. Fev 2016;33(2):165-89.

38. Keistinen T, Säynäjäkangas O, Tuuponen T, Kivelä SL. Bronquiectasia: uma doença órfã com um prognóstico mal compreendido. Eur Respir J. Dec 1997;10(12):2784-7.

39. Masson E. Dilatação dos brônquios [Internet]. EM-Consulte. [citado 8 out 2021]. Disponível em: https://www.em-consulte.com/article/26132/dilatations-des- bronchial tubes

40. Ellis D. Present outlook in bronchiectasis: clinical and social study and review of factors influencing-prognosis. 1986;

41. Masson E. Perfil radiológico-clínico, terapêutico e evolutivo dos pacientes com DDB: cerca de 100 casos [Internet]. EM-Consulte. [cited 8 Oct 2021]. Disponível em: https://www.em-consulte.com/article/1343160/profil-radio-clinique- therapeutique-et-evolutif-de

42. Pappalettera M, Aliberti S, Castellotti P, Ruvolo L, Giunta V, Blasi F. Bronquiectasia: uma atualização. Clin Respir J. Jul 2009;3(3):126-34.

43. Smith DJ. Phenotyping bronchiectasis: is it all about sputum and infection? Eur Respir J. Abr 2016;47(4):1037-9.

44. Bronquiectasia: Practice Essentials, Background, Pathophysiology [Internet]. [cited 8 Oct 2021]. Disponível em: https://emedicine.medscape.com/article/296961- overview

45. King PT, Holdsworth SR, Farmer M, Freezer N, Villanueva E, Holmes PW. Phenotypes of adult bronchiectasis: onset of productive tough in childhood and adulthood. COPD. abril de 2009;6(2):130-6.

46. Bronquiectasia - uma visão geral | ScienceDirect Topics [Internet]. [cited 8 Oct 2021]. Disponível em sur:https://www.sciencedirect.com/topics/medicine-and- dentistry/bronchiectasis

47. Bird K, Memon J. Bronchiectasis. In: StatPearls [Internet]. Treasure Island (FL): StatPearls Publishing; 2021 [cited 8 Oct 2021]. Disponível em: http://www.ncbi.nlm.nih.gov/books/NBK430810/

48. Louhaichi S, Smadhi H, Kamoun H, Rouiss H, Ben Abdelghaffar H, Greb D, et al. Aspectos clínicos, etiológicos e evolutivos dos doentes seguidos por dilatação brônquica. Journal of Respiratory Diseases. 1 de janeiro de 2019;36:A145.

49. SmithMP.Diagnóstico e tratamento da bronquiectasia. CMAJ. 19 de junho de 2017;189(24):E828-35.

50. Bird K, Memon J. Bronchiectasis. In: StatPearls [Internet]. Treasure Island (FL): StatPearls Publishing; 2021 [cited 8 Oct 2021]. Disponível em: http://www.ncbi.nlm.nih.gov/books/NBK430810/

51. Afif M. Dilatations des bronches (à propos de 247 cas) These Med Casablanca n 274. 2006.

52. Edwards EA, Metcalfe R, Milne DG, Thompson J, Byrnes CA. Revisão retrospetiva de crianças que apresentam bronquiectasias por fibrose não-cística: Caraterísticas da TCAR e relações clínicas. Pediatr Pulmonol. agosto de 2003;36(2):87-93.

53. Etiologias da dilatação brônquica na criança: cerca de 44 casos - EM consulta [Internet]. [citado 8 out 2021]. Disponível em: https://www.em- consulte.com/article/1101332/les-etiologies-des-dilatations-de-bronches-chez-l-

54. Kolb TM, Hassoun PM. Disfunção do Ventrículo Direito na Doença Pulmonar Crónica.

Cardiol Clin. maio de 2012;30(2):243-56.

55. Bronquiectasia : American Journal of Roentgenology : Vol. 193, No. 3 (AJR) [Internet]. [citado 8 out 2021]. Disponível em: https://www.ajronline.org/doi/full/10.2214/AJR.09.3053?mobileUi=0

56. Perfil clínico das dilatações brônquicas internadas no Serviço de Pneumologia do Hospital Universitário Med VI de Marraquexe de janeiro de 2005 a dezembro de 2010 [Internet]. [citado 8 Out 2021]. Disponível em: https://123dok.net/document/6zkw1pzx-clinique-dilatations-bronches-hospitalises-pneumologie-marrakech-janvier-dcembre.html

57. Eastham KM, Fall AJ, Mitchell L, Spencer DA. The need to redefine non-cystic fibrosis bronchiectasis in childhood. Thorax. abril de 2004;59(4):324-7.

58. van der Bruggen-Bogaarts BA, van der Bruggen HM, van Waes PF, Lammers JW. Assessment of bronchiectasis: comparison of HRCT and spiral volumetric CT. J Comput Assist Tomogr. Feb 1996;20(1):15-9.

59. Cantin L, Bankier AA, Eisenberg RL. Bronquiectasia. Jornal Americano de Roentgenologia. 1 de setembro de 2009;193(3):W158-71.

60. Naidich DP, McCauley DI, Khouri NF, Stitik FP, Siegelman SS. Computed tomography of bronchiectasis (Tomografia computorizada de bronquiectasias). J Comput Assist Tomogr. junho de 1982;6(3):437-44.

61. Grenier P-A, Beigelman-Aubry C, Brillet P-Y, Lenoir S. [Bronchial diseases: CT imaging features]. J Radiol. Nov 2009;90(11 Pt 2):1801-18.

62. Reiff DB, Wells AU, Carr DH, Cole PJ, Hansell DM. CT findings in bronchiectasis: limited value in distinguishing between idiopathic and specific types. AJR Am J Roentgenol. agosto de 1995;165(2):261-7.

63. Livnat G, Bentur L. Non-cystic fibrosis bronchiectasis: review and recent advances. F1000 Med Rep. 26 de agosto de 2009;1:67.

64. Jornal de Doenças Respiratórias [Internet]. [citado 8 out 2021]. Disponível em: https://www.rev-mal-respir.com/article/1343163/profil-radio-clinique-et- etiologique-des-dilatatio

65. Robb CT, Regan KH, Dorward DA, Rossi AG. Key mechanisms governing resolution of lung inflammation. Semin Immunopathol. Jul 2016;38(4):425-48.

66. Menéndez R, Méndez R, Amara-Elori I, Reyes S, Montull B, Feced L, et al. Inflamação sistémica durante e após exacerbações de bronquiectasias: Impacto da Pseudomonas aeruginosa. J Clin Med. 13 de agosto de 2020;9(8):2631.

67. Wilson CB, Jones PW, O'Leary CJ, Hansell DM, Dowling RB, Cole PJ, et al. Systemic markers of inflammation in stable bronchiectasis. Eur Respir J. Oct 1998;12(4):820-4.

68. Liang Y, Chang C, Zhu H, Shen N, He B, Yao W. Correlação entre a diminuição da PCR e a resolução da resposta inflamatória das vias respiratórias, a melhoria do estado de saúde e os resultados clínicos durante a exacerbação aguda grave da doença pulmonar obstrutiva crónica. Intern Emerg Med. Sep 2015;10(6):685-91.

69. Niksarlioglu EYO, Uysal MA, Yigitba□ B, K11ıç L, Çamsar1 G. Impact of Anemia On Clinically Stable Adult Non-cystic Fibrosis Bronchiectasis. Jornal Respiratório Europeu [Internet]. 15 Sep 2018 [citado 8 Oct 2021];52(suppl 62). Disponível em: https://erj.ersjournals.com/content/52/suppl_62/PA788

70. Renton D, Hill J, Abo-Leyeh H, Finch S, Crichton M, Fardon T, et al. Thrombocytosis is associated with disease severity and outcomes in stable bronchiectasis. European Respiratory Journal [Internet]. 2015 Sep 1 [cited 2021 Oct 16];46(suppl 59). Disponível em: https://erj.ersjournals.com/content/46/suppl_59/OA469

71. O'Donnell AE. Tratamento médicoN da bronquiectasia. J Thorac Dis. Oct 2018;10(Suppl 28):S3428-35.
Custo das hospitalizações devido a exacerbação em pacientes com bronquiectasia por fibrose não cística - Resumo - Respiration 2018, Vol. 96, No. 5 - Karger Publishers [Internet]. [citado 16 out 2021]. Disponível em: https://www.karger.com/Article/Abstract/489935

72. Uma análise abrangente do impacto da colonização de Pseudomonas aeruginosa no prognóstico em bronquiectasias de adultos - PubMed [Internet]. [citado 16 out 2021]. Disponível em: https://pubmed.ncbi.nlm.nih.gov/26356317/

73. Síndrome brônquica - Consultas EM [Internet]. [citado 8 out 2021]. Disponível em: https://www.em-consulte.com/article/1061025/syndrome-bronchique

74. Chang AB, Redding GJ. Bronquiectasia e Doença Pulmonar Supurativa Crónica. Distúrbios de Kendig do trato respiratório em crianças. 2019;439-459.e6.

75. Rabiou S, Issoufou I, Ammor FZ, Harmouchi H, Belliraj L, Lakranbi M, et al. Resultados cirúrgicos em 64 pacientes operados por dilatação brônquica. Jornal de Pneumologia Clínica. Sep 1, 2017;73(4):199-205.

76. Prince DS, Peterson DD, Steiner RM, Gottlieb JE, Scott R, Israel HL, et al. Infeção pelo complexo Mycobacterium avium em doentes sem condições predisponentes. N Engl J Med. 28 Sep 1989;321(13):863-8.

77. Reich JM, Johnson RE. Doença pulmonar do complexo Mycobacterium avium que se apresenta como um padrão lingular ou do lobo médio isolado. A síndrome de Lady Windermere. Chest. junho de 1992;101(6):1605-9.

78. Fowler CJ, Olivier KN, Leung JM, Smith CC, Huth AG, Root H, et al. Produção anormal de óxido nítrico nasal, frequência de batimento ciliar e resposta do recetor do tipo Toll no epitélio pulmonar da doença micobacteriana não tuberculosa. Am J Respir Crit Care Med. 15 de junho de 2013;187(12):1374-81.

79. Ziedalski TM, Kao PN, Henig NR, Jacobs SS, Ruoss SJ. Prospective analysis of cystic fibrosis transmembrane regulator mutations in adults with bronchiectasis or pulmonary

nontuberculous mycobacterial infection. Chest. outubro de 2006;130(4):995-1002.

80. Kim RD, Greenberg DE, Ehrmantraut ME, Guide SV, Ding L, Shea Y, et al. Pulmonary nontuberculous mycobacterial disease: prospective study of a distinct preexisting syndrome. Am J Respir Crit Care Med. 15 Nov 2008;178(10):1066-74.

81. Luisetti M, Pignatti PF. Genética da bronquiectasia disseminada idiopática. Semin Respir Crit Care Med. Apr 2003;24(2):179-84.

82. Relatório mundial sobre a tuberculose 2020 [Internet]. [citado 8 out 2021]. Disponível em: https://www.who.int/publications/i/item/9789240013131

83. Relatório mundial sobre a tuberculose 2020 [Internet]. [citado 8 out 2021]. Disponível em: https://www.who.int/publications-detail-redirect/9789240013131

84. Investigação etiológica das bronquiectasias do adulto - Consultas EM [Internet]. [citado 8 out 2021]. Disponível em: https://www.em- consulte.com/article/93865/enquete-etiologique-devant-des-bronchectasies-de-l

85. Bronquiectasias sem FC: o conhecimento da etiologia leva a alterações no tratamento? | European Respiratory Society [Internet]. [cited 8 Oct 2021]. Disponível em: https://erj.ersjournals.com/content/26/1/8

86. Tuberculose como causa de bronquiectasia do lobo superior [Internet]. [cited 8 Oct 2021]. Disponível em: https://www.ncbi.nlm.nih.gov/pmc/articles/PMC1520760/

87. Akram A. Bronquiectasia induzida por tuberculose complicada por infecções recorrentes do trato respiratório e amiloidose renal: Um Clássico Revisitado. Cureus [Internet]. 23 nov 2020 [citado 8 out 2021];12(11).Disponível em

https://www.cureus.com/articles/45499-tuberculosis-induced-bronchiectasis- complicado-por-infecções-recorrentes-do-trato-respiratório-e-amiloidose-renal-um-clássico-revisto

88. King PT. The pathophysiology of bronchiectasis. Int J Chron Obstruct Pulmon Dis. 2009;4:411-9.

89. Bronquiectasia: uma doença que está a ressurgir [Internet]. Revista médica suíça. [Disponível em: https://www.revmed.ch/revue-medicale- suisse/2007/revue-medicale-suisse-99/bronchiectasies-a-pathology-that-re-emerges

90. Gestão da sepsia brônquica crónica devido a bronquiectasia: Medicina Pulmonar Clínica [Internet]. [cited 8 Oct 2021]. Disponível em: https://journals.lww.com/clinpulm/abstract/1994/11000/management_of_chronic_ bronchial_sepsis_due_to.2.aspx

91. Masson E. Manifestações clínicas e etiológicas da dilatação brônquica na criança segundo o sexo [Internet]. EM-Consulte. [citado 8 out 2021]. Disponível em: https://www.em-consulte.com/rmr/article/1266982

92. Manual de Imunização 2020 [Internet]. Ministério da Saúde da Nova Zelândia. [cited 8

Oct 2021]. Disponível em: https://www.health.govt.nz/publication/immunisation-handbook-2020

93. Um estudo longitudinal que caracteriza uma grande população adulta de discinesia ciliar primária | European Respiratory Society [Internet]. [citado 8 Out 2021]. Disponível em: https://erj.ersjournals.com/content/48/2/441

94. Frija-Masson J, Bassinet L, Honoré I, Dufeu N, Housset B, Coste A, et al. Caraterísticas clínicas, declínio funcional respiratório e acompanhamento em pacientes adultos com discinesia ciliar primária. Thorax. fev 2017;72(2):154-60.

95. Kennedy MP, Noone PG, Leigh MW, Zariwala MA, Minnix SL, Knowles MR, et al. TC de alta resolução de pacientes com discinesia ciliar primária. AJR Am J Roentgenol. maio de 2007;188(5):1232-8.

96. Beigelman C, Sellami D, Brauner M. TC de tuberculose parenquimatosa e brônquica. Eur Radiol. 2000;10(5):699-709.

97. Kechna H, Ouzzad O, Aissaoui Y, Nadour K, Zaini R. Extração de um corpo estranho traqueobrônquico utilizando um ureteroscópio. Pan Afr Med J. 28 Jan 2015;20:74.

98. Cirurgia para dilatação brônquica localizada [Internet]. [cited 8 Oct 2021]. Disponível: http://webcache.googleusercontent.com/search?q=cache:CeqV8HzWiGsJ:wd.fmp m.uca.ma/biblio/theses/annee-htm/FT/2015/these31- 15.pdf+&cd=1&hl=en&ct=clnk&gl=tn

99. Davies G, Wells AU, Doffman S, Watanabe S, Wilson R. The effect of Pseudomonas aeruginosa on pulmonary function in patients with bronchiectasis. Eur Respir J. Nov 2006;28(5):974-9.

100. Tumores broncopulmonares benignos - Consultas EM [Internet]. [cited 8 Oct 2021]. Disponível em: https://www.em-consulte.com/article/31085/tumeurs- benign-bronchopulmonary

101. Um caso de síndrome do lobo médio - Consultas EM [Internet]. [cited 8 Oct 2021]. Disponível em: https://www.em-consulte.com/article/93984/un-cas-de-syndrome- middle-lobe-syndrome

102. Masson E. P228 - Observação excecional de um quisto broncogénico trans mural da carina [Internet]. EM-Consulte. [citado 8 out 2021]. Disponível em: https://www.em-consulte.com/article/259564

103. Fujimoto T, Hillejan L, Stamatis G. Estratégia atual para o tratamento cirúrgico da bronquiectasia. Ann Thorac Surg. Nov 2001;72(5):1711-5.

104. Dilatação brônquica localizada revelando um tumor carcinoide [Internet]. [cited 8 Oct 2021]. Disponível em: https://www.panafrican-med- journal.com/content/article/24/278/full/

105. Bronquiectasia e Aspergillus: Como é que estão ligados? | Medical Mycology | Oxford Academic [Internet]. [cited 8 Oct 2021]. Disponível em: https://academic.oup.com/mmy/article/55/1/69/2408143?login=true

106. Diretrizes da Sociedade Respiratória Europeia para a gestão da bronquiectasia em adultos [Internet]. [citado 8 Out 2021]. Disponível em: https://erj.ersjournals.com/content/50/3/1700629

107. Rastreio do ABPA na bronquiectasia: existe uma zona cinzenta? | European Respiratory Society [Internet]. [citado 8 Out 2021]. Disponível em: https://erj.ersjournals.com/content/52/suppl_62/PA2677

108. Bronquiectasia - Doenças pulmonares [Internet]. Edição profissional da MSD. [citado 8 Out 2021]. Disponível em: https://www.msdmanuals.com/fr/professional/troubles-pulmonary/bronchiectasis-and-at%C3%A9lectasis/bronchiectasis

109. Masson E. Deficiências imunitárias primárias [Internet]. EM-Consulte. [citado 8 Out 2021]. Disponível em: https://www.em-consulte.com/article/846/deficits- imunodeficiencia-primitiva

110. De Gracia J, Rodrigo MJ, Morell F, Vendrell M, Miravitlles M, Cruz MJ, et al. Deficiências de subclasses de IgG associadas a bronquiectasias. Am J Respir Crit Care Med. Feb 1996;153(2):650-5.

111. Bard M, Couderc LJ, Saimot AG, Scherrer A, Frachon I, Seigneur F, et al. Accelerated obstructive pulmonary disease in HIV-infected patients with bronchiectasis. Eur Respir J. março de 1998;11(3):771-5.

112. Verghese A, al-Samman M, Nabhan D, Naylor AD, Rivera M. Bacterial bronchitis and bronchiectasis in human immunodeficiency virus infection. Arch Intern Med. 26 Sep 1994;154(18):2086-91.

113. Honoré I, Burgel P-R. Discinesia ciliar primária em adultos. Rev Mal Respir. Fev 2016;33(2):165-89.

114. Masson E. Enquête étiologique devant des bronchectasies de l'adulte [Internet]. EM-Consulte. [citado 8 Out 2021]. Disponível em: https://www.em-consulte.com/article/93865/enquete-etiologique-devant-des-bronchectasies-de-l

115. Yunt ZX, Solomon JJ. Doença pulmonar na artrite reumatoide. Rheum Dis Clin North Am. maio de 2015;41(2):225-36.

116. van Zeller M, Mota PC, Amorim A, Viana P, Martins P, Gaspar L, et al. Reabilitação pulmonar em doentes com bronquiectasias: função pulmonar, gases no sangue arterial e teste de caminhada de 6 minutos. J Cardiopulm Rehabil Prev. Out 2012;32(5):278-83.

117. Lamb K, Theodore D, Bhutta BS. Espirometria. Em: StatPearls [Internet]. Treasure Island (FL): StatPearls Publishing; 2021 [cited 8 Oct 2021]. Disponível em: http://www.ncbi.nlm.nih.gov/books/NBK560526/

118. Lopes AJ, Camilo GB, de Menezes SLS, Guimarães FS. Impacto das Diferentes Etiologias de Bronquiectasias nos Testes de Função Pulmonar. Clin Med Res. março 2015;13(1):12-9.

119. Alaoui Y. Perfil clínico das dilatações brônquicas hospitalizadas no serviço de pneumologia do Hospital Universitário Med VI de Marraquexe de janeiro de 2005 a dezembro de 2010 N
106. 2012.

120. Evans SA, Turner SM, Bosch BJ, Hardy CC, Woodhead MA. Lung function in bronchiectasis: the influence of Pseudomonas aeruginosa. Eur Respir J. agosto de 1996;9(8):1601-4.

121. Comité da ATS sobre padrões de proficiência para laboratórios clínicos de função pulmonar. Declaração da ATS: diretrizes para o teste de caminhada de seis minutos. Am J Respir Crit Care Med. 1 Jul 2002;166(1):111-7.

122. Revue des Maladies Respiratoires Actualités - Vol 13 - n° 1 - EM consult [Internet]. [citado 8 out 2021]. Disponível em: https://www.em- consulte.com/revue/RMRA/13/1/table-of-matters/

123. Hsieh M-H, Fang Y-F, Chung F-T, Lee C-S, Chang Y-C, Liu Y-Z, et al. O produto distância-saturação do teste de caminhada de 6 minutos prevê a mortalidade de pacientes com bronquiectasia por fibrose não-cística. J Thorac Dis. Sep 2017;9(9):3168-76.

124. Gencer M, Ceylan E, Yilmaz R, Gur M. Impact of bronchiectasis on right and left ventricular functions. Respir Med. Nov 2006;100(11):1933-43.

125. Wang L, Jiang S, Shi J, Gong S, Zhao Q, Jiang R, et al. Caraterísticas clínicas da hipertensão pulmonar na bronquiectasia. Front Med. Sep 2016;10(3):336-44.

126. King PT, Holdsworth SR, Freezer NJ, Villanueva E, Holmes PW. Characterisation of the onset and presenting clinical features of adult bronchiectasis (Caracterização do início e das caraterísticas clínicas da bronquiectasia do adulto). Respir Med. Dez 2006;100(12):2183-9.

127. CISMeF. CISMeF [Internet]. Hospital Universitário de Rouen; [citado 8 Out 2021]. Disponível em: https://www.cismef.org/page/dilatation-des-bronches

128. White L, Mirrani G, Grover M, Rollason J, Malin A, Suntharalingam J. Outcomes of Pseudomonas eradication therapy in patients with non-cystic fibrosis bronchiectasis. Respir Med. março de 2012;106(3):356-60.

129. Chalmers JD, Smith MP, McHugh BJ, Doherty C, Govan JR, Hill AT. O tratamento antibiótico de curto e longo prazo reduz a inflamação das vias aéreas e sistémica na bronquiectasia por fibrose não-cística. Am J Respir Crit Care Med. 1 Oct 2012;186(7):657-65.

130. Serisier DJ, Bilton D, De Soyza A, Thompson PJ, Kolbe J, Greville HW, et al. Inhaled, dual release liposomal ciprofloxacin in non-cystic fibrosis bronchiectasis (ORBIT-2): a randomised, double-blind, placebo-controlled trial. Thorax. Sep 2013;68(9):812-7.

131. Chalmers JD, Goeminne P, Aliberti S, McDonnell MJ, Lonni S, Davidson J, et al. The

bronchiectasis severity index. Um estudo internacional de derivação e validação. Am J Respir Crit Care Med. 1 de março de 2014;189(5):576-85.

132. Laska IF, Crichton ML, Shoemark A, Chalmers JD. The efficacy and safety of inhaled antibiotics for the treatment of bronchiectasis in adults: a systematic review and meta-analysis. Lancet Respir Med. outubro de 2019;7(10):855-69.

133. Hill AT, Sullivan AL, Chalmers JD, De Soyza A, Elborn SJ, Floto AR, et al. British Thoracic Society Guideline for bronchiectasis in adults. Thorax. Jan 2019;74(Suppl 1):1-69.

134. Wong C, Jayaram L, Karalus N, Eaton T, Tong C, Hockey H, et al. Azithromycin for prevention of exacerbations in non-cystic fibrosis bronchiectasis (EMBRACE): a randomised, double-blind, placebo-controlled trial. Lancet. 18 de agosto de 2012;380(9842):660-7.

135. Schleimer RP. Effects of glucocorticosteroids on inflammatory cells relevant to their therapeutic applications in asthma. Am Rev Respir Dis. Fev. 1990;141(2 Pt 2):S59-69.

136. A supressão da apoptose induzida pela dexametasona em neutrófilos humanos requer a estimulação contínua da síntese de novas proteínas - Cox - 1997 - Journal of Leukocyte Biology - Wiley Online Library [Internet]. [citado 8 out 2021]. Disponível em: https://jlb.onlinelibrary.wiley.com/doi/abs/10.1002/jlb.61.2.224

137. Intervenções para bronquiectasias: uma visão geral das revisões sistemáticas da Cochrane [Internet]. [cited 8 Oct 2021]. Disponível em: https://www.cochrane.org/CD010337/AIRWAYS_interventions-bronchiectasis- overview-cochrane-systematic-reviews

138. Elborn JS, Johnston B, Allen F, Clarke J, McGarry J, Varghese G. Inhaled steroids in patients with bronchiectasis. Respir Med. março de 1992;86(2):121-4.

139. Prescrição de corticosteróides inalados em bronquiectasias - Consultas EM [Internet]. [cited 8 Oct 2021]. Disponível em: https://www.em-consulte.com/article/1419645/prescribing-inhaled-corticosteroids-in-bronchiectasis - EM consulte [Internet].

140. Kanoh S, Rubin BK. Mechanisms of action and clinical application of macrolides as immunomodulatory medications (Mecanismos de ação e aplicação clínica dos macrólidos como medicamentos imunomoduladores). Clin Microbiol Rev. julho de 2010;23(3):590-615.

141. Serisier DJ, Martin ML, McGuckin MA, Lourie R, Chen AC, Brain B, et al. Effect of long-term, low-dose erythromycin on pulmonary exacerbations among patients with non-cystic fibrosis bronchiectasis: the BLESS randomized controlled trial. JAMA. 27 de março de 2013;309(12):1260-7.

142. Martínez-García MÁ, Soler-Cataluña JJ, Catalán-Serra P, Román-Sánchez P, Tordera MP. Eficácia clínica e segurança do budesonido-formoterol na bronquiectasia por fibrose não-cística. Chest. Feb 2012;141(2):461-8.

143. Ashour M, Al-Kattan KM, Jain SK, Al-Majed S, Al-Kassimi F, Mobaireek A, et al.

Cirurgia para bronquiectasia unilateral: resultados e factores de prognóstico. Tuber Lung Dis. abril de 1996;77(2):168-72.

144. Martínez-García MÁ, de Gracia J, Vendrell Relat M, Girón R-M, Máiz Carro L, de la Rosa Carrillo D, et al. Abordagem multidimensional da bronquiectasia por fibrose não-cística: a pontuação FACED. Eur Respir J. maio de 2014;43(5):1357-67.

145. Diagnóstico e tratamento das bronquiectasias | CMAJ [Internet]. [cited 8 Oct 2021]. Disponível em: https://www.cmaj.ca/content/189/24/E828

146. Weill D, Benden C, Corris PA, Dark JH, Davis RD, Keshavjee S, et al. Um documento de consenso para a seleção de candidatos a transplante pulmonar: 2014 - uma atualização do Conselho de Transplantação Pulmonar da Sociedade Internacional de Transplantação de Coração e Pulmão. J Heart Lung Transplant. Jan 2015;34(1):1-15.

147. Aspectos terapêuticos e evolutivos dos pacientes tratados por dilatação brônquica - ScienceDirect [Internet].[cited8 Out2021].Disponível em: https://www.sciencedirect.com/science/article/abs/pii/S1877120320305796

148. Dilatações brônquicas: cerca de 294 casos - EM consulta [Internet]. [cited 8 Oct 2021]. Disponível em: https://www.em-consulte.com/article/1023232/les- bronchial-dilation%C2%A0-about-294%C2%A0cases

149. Reechaipichitkul W, Latong S. Etiologia e resultados do tratamento da hemoptise maciça. Jornal do Sudeste Asiático Trop Med Saúde Pública. março de 2005;36(2):474-80.

150. Navaratnam V, Millett ERC, Hurst JR, Thomas SL, Smeeth L, Hubbard RB, et al. Bronquiectasia e o risco de doença cardiovascular: um estudo de base populacional. Thorax. Feb 2017;72(2):161-6.

151. Evans IES, Bedi P, Quinn TM, Hill AT. Bronchiectasis Severity Is an Independent Risk Fator for Vascular Disease in a Bronchiectasis Cohort (A gravidade da bronquiectasia é um fator de risco independente para a doença vascular numa coorte de bronquiectasias). Chest. Fev. 2017;151(2):383-8.

152. Bopaka RG, Janah H, Jabri H, Bemba ELP, Okemba-Okombi FH, Khattabi WE, et al. Síndrome de Kartagener revelado na idade adulta. Annale des Sciences de la Santé [Internet]. 20 Jan 2017 [citado 8 Out 2021];16(2). Disponível em: https://www.annalesumng.org/index.php/ssa/article/view/250

153. Girón Moreno RM, Fernandes Vasconcelos G, Cisneros C, Gómez-Punter RM, Segrelles Calvo G, Ancochea J. Presença de ansiedade e depressão em doentes com bronquiectasias não relacionadas com fibrose quística. Arch Bronconeumol. Oct 2013;49(10):415-20.

154. Ôzgün Niksarlioglu EY, Ôzkan G, Günlüoglu G, Uysal MA, Gül S, Kilic L, et al. Factores relacionados com a depressão e a ansiedade em adultos com bronquiectasias. Neuropsychiatr Dis Treat. 2016;12:3005-10.

155. Ellis HC, Cowman S, Fernandes M, Wilson R, Loebinger MR. Previsão da mortalidade na bronquiectasia utilizando o índice de gravidade da bronquiectasia e as pontuações FACED: um estudo de coorte de 19 anos. Eur Respir J. Feb 2016;47(2):482-9.

156. Costa JC, Machado JN, Ferreira C, Gama J, Rodrigues C. O Bronchiectasis Severity Index e o FACED score para avaliação da gravidade das bronquiectasias. Pulmonologia. 3 Jan 2018;S2173-5115(17)30154-9.

157. Polverino E, Dimakou K, Hurst J, Martinez-Garcia MA, Miravitlles M, Paggiaro P, et al. The overlap between bronchiectasis and chronic airways diseases: state of the art and future diretions. European Respiratory Journal [Internet]. 1 Jan 2018 [citado 16 Out 2021]; Disponível sur: https://erj.ersjournals.com/content/early/2018/07/12/13993003.00328-2018

158. Fenótipos clínicos em doentes adultos com bronquiectasias | European Respiratory Society [Internet]. [citado 16 Out 2021]. Disponível em: https://erj.ersjournals.com/content/47/4/1113

159. Chang AB, Bilton D. Exacerbações na fibrose quística: 4--Bronquiectasia não relacionada com a fibrose quística. Thorax. março de 2008;63(3):269-76.

160. Khalid M, Saleemi S, Zeitouni M, Al Dammas S, Khaliq MR. Effect of obstructive airway disease in patients with non-cystic fibrosis bronchiectasis. Ann Saudi Med. agosto de 2004;24(4):284-7.

161. Ooi GC, Khong PL, Chan-Yeung M, Ho JCM, Chan PKS, Lee JCK, et al. Quantificação de bronquiectasias por TC de alta resolução: correlação clínica e funcional. Radiology. Dez 2002;225(3):663-72.

162. Wilson CB, Jones PW, O'Leary CJ, Hansell DM, Dowling RB, Cole PJ, et al. Marcadores sistémicos de inflamação na bronquiectasia estável. European Respiratory Journal. 1 Oct 1998;12(4):820-4.

163. Tsang KW, Chan K, Ho P, Zheng L, Ooi GC, Ho JC, et al. Sputum elastase in steady-state bronchiectasis. Chest. Feb 2000;117(2):420-6.

164. Shin MS, Ho KJ. Bronquiectasia em pacientes com deficiência de alfa 1-antitripsina. Uma ocorrência rara? Chest. Nov 1993;104(5):1384-6.

165. Sehatzadeh S. Influenza and Pneumococcal Vaccinations for Patients With Chronic Obstructive Pulmonary Disease (COPD) [Vacinação contra a gripe e pneumocócica para doentes com doença pulmonar obstrutiva crónica (DPOC)]. Ont Health Technol Assess Ser. 1 de março de 2012;12(3):1-64.

166. Ellerman A, Bisgaard H. Longitudinal study of lung function in a cohort of primary ciliary dyskinesia. Eur Respir J. Oct 1997;10(10):2376-9.

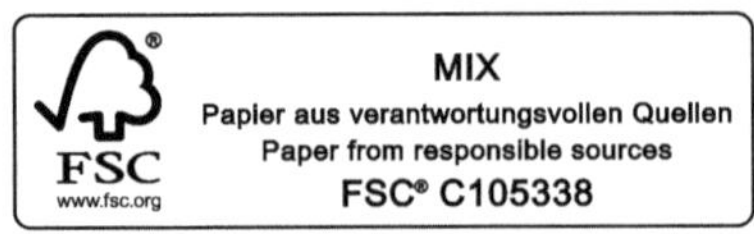

Printed by Books on Demand GmbH, Norderstedt / Germany